苏凤哲临床经验集

主　　编　苏凤哲　　周光春　　周梦佳
　　　　　顾岳山　　王小娟
参编人员　李永红　　王长志　　武　　娜
　　　　　郭晓谨　　邓春燕

U0200667

科学技术文献出版社
SCIENTIFIC AND TECHNICAL DOCUMENTATION PRESS
·北京·

图书在版编目（CIP）数据

苏凤哲临床经验集 / 苏凤哲等主编. —北京：科学技术文献出版社，2021.2
ISBN 978-7-5189-7546-4

Ⅰ.①苏…　Ⅱ.①苏…　Ⅲ.①中医临床—经验—中国—现代　Ⅳ.① R249.7

中国版本图书馆 CIP 数据核字（2020）第 258498 号

苏凤哲临床经验集

策划编辑：薛士滨　　责任编辑：钟志霞　周可欣　　责任校对：王瑞瑞　　责任出版：张志平

出　版　者	科学技术文献出版社	
地　　　址	北京市复兴路15号　邮编 100038	
编　务　部	(010) 58882938，58882087（传真）	
发　行　部	(010) 58882868，58882870（传真）	
邮　购　部	(010) 58882873	
官 方 网 址	www.stdp.com.cn	
发　行　者	科学技术文献出版社发行　全国各地新华书店经销	
印　刷　者	北京虎彩文化传播有限公司	
版　　　次	2021 年 2 月第 1 版　2021 年 2 月第 1 次印刷	
开　　　本	710×1000　1/16	
字　　　数	165千	
印　　　张	10.25	
书　　　号	ISBN 978-7-5189-7546-4	
定　　　价	48.00元	

前　言

行医三十八载以来，我一直从事医院临床岗位，从中医到西医，又到后来的中西医结合，整天忙忙碌碌，不断地思索、探讨，寻求解决疾病的最佳方案，也一直想把临床的点滴体会编辑成书，以成中医传承之沧海一粟。2018 年 10 月北京中医药"薪火传承 3 + 3 工程"设立了"苏凤哲基层老中医传承工作室"，带徒三名，遂成就此心愿，一边临证，一边组织几位高徒编写了《苏凤哲临床经验集》一书。

该书是我从事中医以来的部分临床心得、体会、实践与收获，也是我传承首届国医大师路志正先生临床经验的运用与体会。自 2005 年始拜路志正先生为师，2008 年又作为路志正先生的传承博士后进站中国中医科学院广安门医院，转眼跟师已十五年，耳濡目染，耳提面命，又几经思索揣摩，临证效法，老师的五脏辨证论治思想、调脾胃十八字方针（持中央，运四旁，怡情志，调升降，顾润燥，纳化常）以及湿病证治的理论，成为我临床辨证的指导思想。在长期的临证中，我也不断总结、摸索提高，逐渐找到了感觉，治病也越来越得心应手，疗效也大大改善，至今患者每日盈门百余人，出现了一号难求的局面。作为一名中医有了充实之感，也实现了治病救人的使命与担当。

中医诊治疾病要有两个方面的基本功，一个是诊断，一个是辨证处方，辨证精准，处方恰当，才能获得最佳疗效。中医的诊断，就是望、闻、问、切四诊，尤其是望诊，如眼诊、耳诊、鼻诊、手诊、舌诊，目前均已成为独特的诊断体系，掌握好一种，或两种参伍，对于印证诊断，把握病情，是必不可少的。因此我在临床多应用舌诊和手诊互参诊病，通过多年应用体会到，中医观外知内的方法是千年临床实践的结晶，我们如能把握精准，犹如透视一样，确能精准把握病情。辨证处方方面，我依据路老的五脏辨证、以脾胃为中心辨证、湿病辨证的理论，并将之结合运用，处方开好，再按照我总结的路老辨证十二字诀（一审、二辨、三方、四药、五顾、六养），将全方做回顾分析，明确整个处方的寒、热、补、泻、升、降，并将之量化，弄清几分升几分降，几分补几分泻，几分寒几分热，再依据如上分析结果做一个调整，就形成了恰到好处的精准良方。在这个原则指导下，临证十几年，有效率大大提高，临证处方也越来越得心应手。

回顾三十多年的临床实践体会，要想提高医术，一是要踏实学习，二是要认真跟师，不断地总结提高、传承精华、守正创新，这样久而久之就会不断地提高，也能把宝贵的经验转换为神奇的医术，实现临床有效的验证。

《苏凤哲临床经验集》一书是我不断实践、传承老师经验的结晶，在即将出版之前，聊以数句，谈点体会，也算是本书的前言吧，不妥之处敬请同道指正。

苏凤哲

2020 年 1 月

目　　录

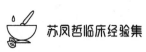

第一章　医论医法

第一节　毒邪论

何为毒，《说文解字》："毒，厚也，害人之草。"《广雅·释诂》"毒，犹恶也"，所论毒者，之深之甚也，险恶深重，超态之常。中医首论毒者，溯及《内经》，如"毒药攻邪""大毒治病""虽有大风苛毒，弗之能害"。所论大指毒物、药物祛邪，寓治疗之意。《神农本草经》亦有"解毒""逐毒气"之论，亦从治法言。张仲景《伤寒杂病论》首论阴阳毒，华佗《华氏中藏经》直言"毒邪"致病，"蓄其毒邪，浸渍脏腑，久不撅散，始变为疗"。晋·王叔和以"内伏寒毒化温"阐述温病之成因，隋·巢元方《诸病源候论》明述毒邪致病及病势趋向："结胸者，谓热毒聚于心胸也""毒气下流，故令阴肿"。宋·杨士瀛《仁斋直指附遗方论》"癌者上高下深……毒根深藏，穿孔透里"，直论癌症是毒邪深藏所致。金·刘河间《素问玄机原病式》"伤寒误用巴豆，热毒下之，而热势转甚"，又"银粉亦能伤牙齿者，谓毒气感于肠胃，而精神气血水谷不能胜其毒，故毒气循经上行"，指出药物毒致病。李东垣创制普济消毒饮，以治风热时毒。滋阴派朱丹溪亦谓外科诸疾"因于火毒"为多。明·张景岳虽为温补大家，但亦主毒邪之说，对瘟疫热毒、药物中毒、饮食诸毒、煤气中毒等皆有精辟论述。明·陈实功《外科正宗》重视"毒邪"在痈疽疮疡等疾病中的作用，创消毒、托毒祛毒、补气血为治"毒邪"三大法则。明末·吴又可《瘟疫论》首倡戾气说，后世王孟英谓："疫证皆属热毒"。温病大家叶天士《外感温热论》认为，毒邪为营血分证的重要致病因素。清·高秉钧《疡科心得集》强调，"火毒"为疮疡的发病因素，同时提出著名的"毒攻五脏说"。盐山张锡纯《医学衷中参西录》注重毒邪的发病作用，并对解毒药的应用得心应手，提出以毒攻毒之妙用。

总各家之说，古之医家，其言毒者，或言药物，或言治法，或言病证，或言病邪，或言病势，包罗广泛。

毒邪者，邪之甚也。天之六气，过与不及，化为六淫，六淫邪盛，则化为毒，如风毒、寒毒、暑毒、湿毒、燥毒、火毒之谓也。内生之毒，或伤情志，劳逸无度，宿食内积，气血逆乱，脏腑失和，久酿为毒。环境毒邪，首推污染，废气污水、生物垃圾、化肥农药、装饰材料、烧烤粉尘、辐射危害，皆可为毒，亦有药毒、食毒、酒毒、虫兽之毒，不凡种种，侵害机体。

毒邪致病，急剧暴戾，内攻脏腑，病情危重，变化多端；外受毒邪，弱触即病，强亦难免，毒邪袭入，传变迅速，不循常法，起则内陷，逆传心包，病情危笃。内毒作祟，缠绵久病，猝然加重，渐行恶化，动风出血，神昏关格，变证丛生。救治及时，病势可缓，蓄势再发，余毒未尽，遗患无穷。毒邪蕴结，入络入血，络伤血瘀，毒瘀血络，络气闭阻，气机壅滞，升降失司，耗血动血，惊厥昏谵。毒邪胶结，脏腑受损，代谢紊乱，风火痰热，瘀血积滞，壅滞为患。毒邪内壅，气机郁滞，血行不畅，毒瘀互结，脉络受伤，外发痈疡，内损诸脏。毒邪内结，气血凝滞，积聚癥瘕，久而深伏，损伤正气，病势缠绵，顽恶难解。

毒邪性恶，火热秽浊，高热烦躁，红肿烦渴，溲赤灼痛，舌绛脉数，面垢昏蒙，秽浊眵多，黏腻不爽，邪性顽固，病期漫长，溃烂多疮。毒易伤络，斑疹吐衄，血证横生；毒灼营血，肝风内动，痉厥抽搐；毒瘀脑络，痴呆癫狂，神机失用。热毒壅滞，腑气不同，便秘癃闭，神识昏蒙。毒邪致病，多脏受伤，难奇怪病，繁杂多样，反复难除，重在预防。

毒邪肆虐，损伤脏腑，诸病由生。时行病毒，侵袭肺卫，合于皮毛，发为外感；温热疫毒，口鼻而入，首犯肺卫，旋入气分，燔灼太阳，深入营血，毒热轭张，邪毒蒙窍，有急骤者，逆传心包，发为流脑；热毒壅肺，肺失肃降，痰浊内生，壅阻气道，邪毒入营，高热不退，毒伤肺络，痰中带血，肺炎之征；肝胆气郁，化火为毒，湿热毒蕴，伤及胆腑，患胆囊炎；湿热熏蒸，胆溢肌肤，热毒化火，火毒枳盛，营血受伤，神识昏蒙，乃胆管炎；湿热毒邪，侵袭肺卫，内舍于心，或脾胃虚，痰湿内蕴，上犯于心，心气被遏，痰瘀作祟，病心肌炎；七情过激，饮食失常，脾胃受损，升降失常，气机失畅，津血停聚，痰浊内生，痰夹瘀血，互结为毒，为冠心病；痰热瘀毒，损伤脑络，阻闭脑窍，发为中风；痰浊停聚，毒损络脉，则为痴呆；湿热疫毒，浸淫肝脏，发为肝炎；毒热炽盛，痰毒内闭，痰火交攻，内迫心营，脉络瘀阻，蒙蔽清窍，病为肝衰；湿热毒瘀，蕴结下焦，及肾膀胱，气化失司，水道不利，遂发为淋，肾盂肾炎；风毒留滞，肺卫郁闭，气血受阻，水道不通，发为肾炎；湿毒泛滥，阻于中焦，气机闭塞，水液停聚，多为肾病；慢肾病久，水病及血湿热阻滞，瘀毒内停，变为肾衰；脾失健运，升降无权，分清失司，浊毒瘀滞，流注关节，阻闭经络，发为痛风；禀赋不足，七情内伤，劳累过度，房事失节，虚火毒邪，搏及血分，凝滞肌肤，阻遏经络，内攻脏腑，病及全身，本为正虚，标为热毒，是为狼疮；湿热之邪，郁积成毒，循经伤窍。口眼二阴，毒蕴营分，客于肌肤，气血壅滞，黏膜破溃，为白塞病；素体阴虚，感受热邪，津液失布，燥邪内生，燥盛不已，蕴酿成毒，复灼津液，形成燥毒，燥淫于内，称干燥症；风邪犯表，夹湿热毒，侵犯肠胃，伤于络脉，血不循经，外溢肌肤，内渗于腑，流注关节，蕴于肠胃，损伤下焦，伤络发斑，过敏紫癜；温热毒邪，深伏骨髓，消烁精血，毒伤血脉，血行不畅，瘀热相搏，血不循经，营血热炽，痰瘀交并，罹白血病或淋巴瘤；药物化学，物理辐射，病毒所伤，毒入骨髓，炼精为痰，髓海瘀阻，毒邪久恋，耗伤肾精，毒邪入络，血液煎熬，毒邪耗气，气虚血瘀，瘀毒交结，气血不畅，阴阳失衡，髓血不生，发为再障；水土毒邪，伤及机体，情志抑郁，损伤肝脾，气郁化火，肝火郁遏，日久成毒，火邪灼津，炼液为痰，痰瘀结聚，蓄久化毒，痰瘀毒邪，耗伤气阴，发为甲亢；风寒湿热，侵犯机体，袭入络脉，络脉痹阻，气血凝滞，生痰生瘀，痰瘀互结，积久成毒，流注经络，毒邪阻络，罹类风湿。

毒分内外，可急可缓，可热可寒，有实有虚，兼夹证多，复杂多变。治毒之法，当宗辨证，六淫毒邪，宜辨分明，解毒疏风，解毒散寒，解毒祛暑，解毒燥湿，解毒清燥，解毒泻火，诸法并用；内生毒邪，证多兼夹，解毒清热，解毒攻下，解毒化湿，解毒化痰，解毒利水，解毒活血，诸法并举。辨治毒邪，把握阴阳，分清阶段，病位病势，详审明辨，解毒泻毒，消毒排毒，抑毒减毒，诸法灵变，截断宣透，疏利通下，开郁散结，扶正祛邪，抓住病机，依法施治，以治无过，以诊无失。治毒之法，大略识此，谨铭于心，为医道使。

（本文发表于 2007 年第 9 期《中国中医基础医学杂志》）

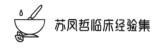

第二节　偏治法及临床应用

清·陈士铎在《石室秘录》中提出偏治法："偏治者，乃一偏之治法。譬如人病心痛，不治心而偏治肝；譬如病在上，而偏治下；譬如病在右，而偏治左；譬如病在四肢手足，而偏治其腹心也。"笔者在临证中灵活运用偏治法治疗思想，解决了一些疑难病症，今予总结如下。

一、心痛，不治心而治肝

心与其他四脏经脉相连，如手少阴心经"其直者，复从心系却上肺，下出腋下"；足厥阴肝经"其支者，复从肝别贯膈，上注肺"；足太阴脾经"其支者，复从胃，别上膈，注心中"；足少阴肾经"其支者，从肺出络心，注胸中"。

心与各脏在生理、病理上又互相影响：心主血脉，推动血液运行，肺主宗气，贯心脉而行呼吸，肝主疏泄，条畅气血，脾主健运，化生气血，肾主一身之气。五脏和谐，气血运行通畅，五脏病变，则气血运行失畅，心脉瘀阻，出现心痛症状。故从五脏生理病理联系看，心痛不惟在心，其他四脏的病变均可引发心痛，表现为五脏心痛证候。自 20 世纪 70 年代，我的导师路志正先生就提出："五脏病变皆可致心痛，非独心也"。他认为心痛之病因可由肝（胆）、肾、脾（胃）、肺各脏感邪或失调引起，主要病机是他脏逆气冲心所致。难经六十难："其五脏气相干，名厥心痛。"又《灵枢·厥病》中指出："厥心痛，色苍苍如死状，终日不得太息，肝心痛也。"情志内郁或心情急躁，导致气血逆乱，肝疏泄功能失调，筋脉失于濡养，心脉挛急，引起的心痛，称为肝心痛。其证见胸闷，胁肋胀满、疼痛，心悸，气短，烦躁易怒，善太息，脉沉滑或弦滑，舌质暗有瘀斑，甚者胸闷压榨疼痛，有窒息感，并向胁下、后背、肩胛部放射，面色苍白，汗出如珠，烦躁惊恐等。相当于冠心病心绞痛伴有肝经的症状，治疗上应着重治肝，此即心痛不治心而治肝之谓也。

案例：刘某某，男，54 岁，汉族，已婚，职员，河北保定人，主因阵发性胸闷疼痛 5 年来诊。原有冠心病心绞痛病史，每因着急生气出现胸闷疼痛，伴左上肢麻木、气短，大便干燥，舌质红，苔稍黄，脉弦数。心电图显示 T 波低平，血压 160/100 mmHg，中医诊断为肝心痛，证属肝郁化火，肝阳上亢，治以疏肝解郁、清肝凉血潜阳。方用天麻钩藤饮加减：天麻 12 g，钩藤 15 g，茵陈 15 g，菊花 12 g，珍珠母 30 g，栀子 6 g，八月札 15 g，厚朴 12 g，木香 12 g，生白术 30 g，炒枳实 15 g，瓜蒌 30 g，薤白 15 g，法半夏 10 g，川牛膝 30 g。14 剂，水煎服，用药一周后胸痛发作次数减少，左半身麻木消失，血压 150/95 mmHg，14 剂后心痛缓解，血压降至 140/90 mmHg，改用疏肝理气、活血通脉法。药用：八月札 15 g，当归 10 g，香附 12 g，郁金 15 g，佛手 12 g，桃仁 10 g，丹参 15 g，瓜蒌 30 g，降香 8 g，赤芍 12 g，炒白芍 12 g，茵陈 15 g，菊花 12 g，川牛膝 20 g，继用 7 剂，自觉症状消失，心电图也恢复正常。

按语：本案患者素有高血压、冠心病史，遇情绪变化而引发心绞痛，根据病史和诱发因素、症状特点，考虑为肝心痛。治以疏肝解郁，清肝凉血潜阳。以天麻、钩藤、珍珠母平肝潜阳熄风；八月札、木香疏肝理气；瓜蒌、薤白、半夏宽胸化痰散结；栀子清心；白术、枳实健脾通便；牛膝引血下行。诸药治不在心，而重在审因论治，疏肝、清肝、清心潜阳熄风，使肝火清、肝风内息、肝阳下潜则心神安定，心痛之症随之而消失。

二、病在上而治下

眩晕的发生，症状表现在头部，但如病机属于脾虚湿盛、湿浊上泛而致眩晕，应采取不治上而治下的方法，以祛湿浊为主。今人多食肥甘厚味，过度饮酒如常，导致脾虚湿盛，运化失职，脾精不布，水湿停留，湿蕴日久化热，湿热上蒙清窍则眩晕，湿热中阻则腹胀、纳呆，湿热下注则白带臭秽。病变发生在上、中、下，病机总由脾虚湿盛所致，病变部位可以是偏于上、偏于下，如女性患者眩晕伴白带增多，病变表现重在于下，当侧重于健脾祛湿止带，不用特别治疗眩晕而眩晕可随之而解。

案例：王某某，女，38 岁，北京通州人，主因眩晕 6 年来诊，患者证见头重如裹，发作则天旋地转，阴雨天加重，伴心悸、胸闷、气短、神疲乏力，下肢沉重，口干不欲饮，纳食不香，有时便溏，经前乳房胀痛，经色紫暗，白带量多，质稀或黄稠有味，舌质淡，苔白滑，脉弦细数。证属脾虚湿盛、湿蕴化热，湿浊上蒙清窍而眩晕，湿浊下注而白带量多，治以健脾渗湿、清热止带、调理冲任。方选完带汤加减，药用：太子参 12 g，炒苍术 12 g，炒白术 12 g，山药 15 g，陈皮 12 g，车前子 15 g（包），椿根皮 12 g，鸡冠花 12 g，醋香附 9 g，茯苓 30 g，炮姜 6 g，生薏米 20 g，川芎 6 g。

7剂，水煎服。

药后眩晕减轻，白带亦减少，唯腰酸乏力，舌淡，苔白，脉弦细。此中焦湿热已减，下焦湿热未尽，以上方加川、怀牛膝各12 g，14剂。药后眩晕、白带量多续减，腰痛乏力减轻，睡眠改善，精神状态转佳，皮肤细润，舌淡，苔白滑，脉沉滑。治以益气健脾补肾法善后，14剂后眩晕除，白带正常，其他症状基本消失。

按语：本案眩晕伴有头沉重如物压状，阴雨天加重，还可见胸闷，下肢沉重，便溏，白带量多，症属湿浊弥漫三焦所致。湿浊上蒙清窍而头晕，中焦困脾则便溏，食纳不佳，湿邪下注而白带多，辨证重点为湿，不论湿邪伤在上与下，均以祛湿为主，湿祛则诸症皆可消除，由于本案为女性，湿邪下注，白带量多为突出症状，故以祛湿止带为主，方取完带汤加减，先除下焦之湿。傅青主曾云："带者，乃湿盛而火衰，肝郁而气弱，则脾土受伤，淡土之气下陷，是以脾精守，而不能化荣血以为经水，而反变为白滑之物。"说明白带乃脾虚湿盛所化，与眩晕的病机是一致的，今下焦湿盛，不治上而治下，先以健脾祛湿止带为主，湿祛则眩晕减。药用太子参健脾益气；炒苍术、炒白术、山药培土燥湿；茯苓、车前子淡渗利湿；椿根皮、鸡冠花祛湿止带；醋香附疏肝、行气、除湿；山药、炮姜健脾、祛湿、固带；川芎升阳、活血。经健脾、除湿、止带治疗后，下焦之湿已去大半，故眩晕、白带多之症随之缓解。之后又以益气、健脾、补肾为法治疗，意在固本，调理冲任，巩固疗效，以防眩晕再做。

三、病在右而治左

《素问·刺禁论》云："脏有要害，不可不察。肝生于左，肺藏于右"，王冰《黄帝内经·素问》注释说："肝象木，主于春，春阳发生，故生于左也；肺象金，主于秋，秋阴收杀，故藏于右也。"人体气机的升降出入运动与肝、肺有密切关系。肺居于上焦，主肃降；肝居于下焦，主升发；肺以降为顺，肝以升为和，肝升肺降，维持着人体气机的调畅。若肝脏升发太过，则肺失肃降，而致"木火刑金"。如清·赵海仙治疗抑郁伤肝、肝火犯肺之证，证见"咳逆频作，声音不扬，精神萎靡困顿，饮食减少，脉弦细而数。诊为木火刑金、脾胃虚弱，以补土生金泻肝法，上润肺金，下养血柔肝，使肺、肝升降相谐而诸证得缓"。此即病在右而治左之谓也。下面列举治疗此类病症案例。

案例：范某某，女，45 岁，北京通州人，主因咳喘 1 年余就诊。证见咳喘少痰，眼干口干，耳鸣，腹胀，便干，睡眠不实，舌红少苔，脉沉细。证属肺津、肝阴、脾阴受伤，上下升降失常，左右气机不畅而喘，治以疏肝、滋润、降肺。药用：太子参 12 g，郁金 15 g，八月札 15 g，麦冬 12 g，沙参 12 g，石斛 15 g，生山药 15 g，百合 15 g，生地 15 g，菊花 12 g，八月札 12 g，瓜蒌根 30 g，生白术 30 g，厚朴 12 g，合欢皮 20 g，炒枣仁 30 g，7 剂，水煎服。药后咳喘减轻，口干、失眠、腹胀等症改善，仍耳鸣，上方加珍珠母 30 g，川牛膝 30 g，14 剂。药后咳喘续有减轻，耳鸣减，继以上法巩固两个月后，诸症基本消失。

按语：上证咳喘虽主要是肺的症状，但病因系肝气不调、肝阴受损。肺肝同病，气机升降失调，左升右降气机的循环紊乱，肺肝之阴受伤，以致引起咳喘，伴有口干眼干、腹胀、便干、失眠等阴虚症状。故治疗上虽病在肺，但应肝肺同治，此亦病在右而治左的道理。方中益气滋阴用太子参、麦冬、沙参、石斛、生地；润肺止咳用百合、瓜蒌；疏肝以菊花，郁金，八月札；以白术、厚朴，理气调脾胃，取调中以沟通左右之理；取合欢皮、枣仁安神。诸药切中病机，故取得了较好的效果。

四、病在四肢而治心腹

心主血脉，脾主肌肉四肢，肢体的功能与心、脾关系密切。体表的防御功能，取决于营卫之气的调和，亦取决于脾胃功能的正常与否，李东垣的弟子罗天益，治疗营卫失和之证，多从调理脾胃入手，重用甘辛之剂。甘能补脾益气，辛则发散风寒，因此补益正气，驱邪外出，此亦病在四肢而治心腹之意。下面列举案例说明。

案例：李某某，女，36 岁，已婚，干部，辽宁沈阳人，主因产后关节疼痛 8 年来诊。缘于 8 年前产后受风寒，出现肘、膝关节疼痛，夏季、气候变化、外感时加重。在当地医院检查：抗 "O" 阳性。刻下：恶风寒，微汗出则舒，入睡难，多梦，食后腹胀，呃逆，经前乳房胀，月经量中等，有血块。舌红苔薄少苔，脉弦细。证属脾失健运，气血两虚，营卫不和。治以益气健脾、调和营卫。处方：太子参 12 g，桂枝 8 g，桑枝 15 g，当归 12 g，川芎 9 g，炒苍术 15 g，厚朴花 12 g，姜半夏 10 g，炒三仙 12 g（各），伸筋草 15 g，络石藤 15 g，枳实 15 g，川牛膝 15 g，炒杜仲 15 g。共 14 剂。

药后关节疼痛症状减轻，怕冷、腹胀、呃逆等症状亦减。目前症状多梦、头痛、经前乳胀、行经腹痛。上方去太子参、姜半夏，加防风 10 g，甲珠 6 g，共 14 剂。服后双肘关节疼痛、畏风寒减轻，已能穿短袖上衣，出汗减少。刻下：仍有双肘关节轻微疼痛、畏风，右肩背明显，服药后半小时出现腹胀，偶有头痛，纳食不馨，饮水较前减少，夜寐较前好转。舌红苔薄白，脉沉细。治以益气和血，祛风通络。处方：五爪龙 15 g，生黄芪 20 g，当归 12 g，川芎 10 g，赤、白芍各 12 g，桂枝 8 g，半夏 10 g，夜交藤 18 g，天仙藤 15 g，络石藤 15 g，厚朴 10 g，甲珠 6 g，乌蛇 10 g，炒三仙各 12 g，炙草 6 g，豨莶草 15 g，炒枳实 12 g，炒苍术 12 g，共 14 剂。药后诸证减轻，遂以上法继续调理半年，症状基本消失。

按语：本例患者因产后受凉出现关节疼痛 8 年，平素畏寒，因气候变化，感寒后症状加重，系产后气血不足，感寒而病，笔者称之为产后痹；证见关节疼痛、食后腹胀、乏力、睡眠欠佳、月经失调等，系产后气血两虚、营卫不和、脾失健运所致，虽以痹证，但以虚为本，疼痛为标，为本虚标实之证。因本证病机为气血两虚、营卫不和、脾失健运，遂以桂枝汤调和营卫，四物汤养血活血，因其平素腹胀、呃逆、经前乳胀，知其原有肝胃失和，又以平胃散合复花、当归、白芍、枳实理气、养血、柔肝，同时加夜交藤、生龙骨、生牡蛎安神，伸筋草、五爪龙祛风活络，太子参益气养阴，服药 14 剂后，关节疼痛有明显缓解，然本证属本虚标实之证，不可求速效，须缓图之，遂在原方基础上，酌加山甲、乌蛇、地龙等虫类药，增强其通络之力。本证用药重在补气血、调营卫、通经络，又根据兼夹症状，佐以疏肝和胃、养血安神之品，标本兼顾，法度严明，故药后收到很好效果。

中医临证，注重辨证求因，审因论治，辨证中又善于抓病机，圆机活法，故灵活运用偏治法解决了一些疑难病症，由于辨证精准，治法灵活，用药得体，故效果不同凡响。

（本文发表于 2018 年第 7 期《中医临床研究》杂志）

第三节　从肝论治心痛

心和肝经络相连。《灵枢·经脉第十》指出："心手少阴之脉，起于心中，出属心系……其直者，复从心系却上肺，下出腋下……"《灵枢·经脉第十》也指出："心主手厥阴心包络之脉，起于胸中……其支者，循胸出肋。"《灵枢·经脉》还指出:"肝足厥阴之脉……络肝属胆,上贯膈,布胁肋……"说明了肝经分布于胸胁,与心包络之气相通。赵献可《医贯》明确指出:"凡脾胃肝胆……各有一系,系于包络之旁,以通于心。"《医宗必读》也指出:"肝者,将军之官,位居膈下,其系上络心肺。"说明了肝、心两经在经脉的分布、络属方面有一定的联系。

肝与心在经络上密切关联,在病理上可互相传变。《素问·脏气法时论》指出:"心病者,胸中痛,胁支满,胁下痛,膺背肩胛间痛,两臂内痛。"说明心痛发作时所涉及的部位与肝经络循行之处相关。《灵枢·经脉》指出:"是心主所生病者,目黄胁痛。"还指出:"心和心主手厥阴心包络之脉……是动则病手心热……甚则胸胁支满,心中憺憺大动,面赤目黄……"说明了心、肝在经脉传变和病症之间有交互的联系,心的病变可出现肝经的症状。

肝属木,主藏血,主筋,《素问·阴阳应象大论》:"木生酸,酸生肝,肝生筋,筋生心。"心属火,主血脉,"火生苦,苦生心,心生血",从五行相生相克的关系而言,木生火,亦即肝生心,心生血,主血脉,也可以说肝通过生心火而生血脉,肝和心有互相滋生、相互协同的作用。

肝主藏血,有贮藏血液、调节血量的作用,王冰解释为:"人动则血运于诸经,人静则血归于肝脏。"肝所调节的血量,并非肝脏本身的,通过其疏泄的功能,调畅全身气机,推动血液运行,完成与心共主血脉的作用。另外肝的升发之性,可促进饮食的收纳、腐熟、运化及水谷精微的化生,在气血的生成过程中起着重要的作用。心主血脉,是指心气推动血液运行的作用,而肝的疏泄功能,也是推动血液运行的动力,因此笔者认为在血液的生成、调节、敷布、运行的过程中,肝和心是互相配合的,心主血脉的作用离不开肝的推动。两脏有相互依存的关系。在病理状态下,肝的病变必然会影响到心主血的功能,清·陈士铎指出:"肝气通则心气和,肝气滞则心气乏",清楚地说明了二者的关系。

一、肝心痛的定义

肝心痛病名首见于《灵枢》,在《灵枢·厥病》中指出:"厥心痛,色苍苍如死状,终日不得太息,肝心痛也。"情志内郁或心情急躁,导致气血逆乱,肝的功能失调,筋脉失于濡养,心脉挛急,引起的心痛,称为肝心痛。其证见胸闷,胁肋胀满、疼痛,心悸,气短,烦躁易怒,善太息,脉沉滑或弦滑，舌质暗有瘀斑，甚者胸闷、压榨疼痛感，有窒息感，并向胁下、后背、肩胛部放射，面色苍白，汗出如珠，烦躁惊恐等。相当于冠心病心绞痛伴有肝经的症状。

二、肝心痛的发病机理

肝主疏泄，调畅气机，长期忧思抑郁、情志不畅，肝失疏泄，经脉气机失畅，致使心脉失调、筋脉拘急、血流受阻、心血不畅而发生心痛；情志内伤，肝气郁结，气机郁久可以化热，或暴怒伤肝，或肝肾阴虚之体，复情绪激动，引动肝火，火性炎上，扰动心神，气血悖逆，而引发心痛；肝气郁结，气郁化火，火热耗伤阴液，血液运行不利，血不利则水不行，凝结为痰，痰瘀互结，闭塞心脉，可导致心脉瘀阻而发心痛；原有高血压等，肝肾阴虚，水不涵木，脉络失养，血管持续痉挛而引发心痛；肝肾阴虚，肝阳上亢，虚阳扰动，气血悖逆，络脉失养而挛急，从而引发心痛；肝气郁结，木不疏土，脾胃运化功能失常，饮食不化，餐后脾胃负担加重，运化更为困难，导致血行不利，血脉瘀阻而发心痛；素体阳虚，或长期感寒，贪凉饮冷致寒湿内生，寒滞肝脉，或感受寒邪，直中厥阴，肝主筋，寒主收引，肝经受寒，筋脉拘急，血液闭塞不通而引发心痛。正如《素问·举痛论》所云："经脉流行不止，环周不休，寒气入经而稽迟，涩而不行，客于脉外则血少，客于脉中则气不通，故猝然而痛。"肝主藏血，忧思恼怒，暗耗肝血，或悲哀动中，突受惊恐，消乏肝气，心肝之气消乏，筋脉失司，心脉挛缩，或肝血不足，心血也亏，心血不充，筋脉失养而引发心痛。

三、肝心痛辨证要点

目前，随着生活节奏的加快和工作压力的增大，情志不畅、所思不遂者日增，郁怒、惊恐、焦躁出现率越来越高，其所致肝气不舒、心血失畅，是肝心痛增多的原因。肝心痛多有情志内伤的诱因，或情绪不宁，忧思恼怒，惊恐焦虑，总之由情绪因素导致气血不畅、气滞血瘀而引发心痛者为多，临床既有情绪内伤的诱因，又有气滞血瘀痰阻的病理表现。肝心痛系肝病及心，或心肝同病，其病位虽在心，病本在肝，故疼痛多表现在心、肝二经循行的部位上，心痛多体现为心前区及胸胁部位。除心痛主症外，多见心、肝二经的病候，伴有急躁易怒，善恐易惊，口苦，耳鸣，少食不寐，呕吐痰涎等胆经症状。

四、辨证分型论治

1. 肝郁气滞

因情志抑郁或过度精神紧张，致肝气不舒、气机瘀滞、血行受阻而发病。证见胸膺部憋闷不舒，胁肋胀满，意志消沉，脉弦或沉细。治以疏肝解郁法，方选柴胡疏肝散加减，药用：青皮，陈皮，白芍，丹皮，栀子，泽泻，贝母，蒲黄，五灵脂，木瓜，降香，甘草。

2. 肝火上炎

肝郁化火，肝火上炎，气血悖逆，心神扰乱而发心痛。证见胸闷疼痛，伴烧灼感，面红目赤，眩晕耳鸣，便秘溲赤，舌红、苔黄燥，脉弦数。治以泻肝降逆法，方用泻肝丸合小陷胸汤加减，药用：当归，川芎，冰片，栀子，大黄，羌活，防风，黄连，半夏，瓜蒌。

3. 肝火夹痰

肥胖体质，或嗜烟酒，长期血压高，加之情志内伤，肝失条达，气郁化火，气机不畅，聚湿生痰，肝火夹痰瘀，致使脉道瘀阻而发心痛。证见胸胁隐痛或胀痛，疼痛，面红气粗，首重如裹，舌质红，苔黄厚腻，脉弦滑或沉滑。治以清肝化痰法，方选小陷胸汤，药用：瓜蒌，清半夏，黄连，青黛，石菖蒲，郁金，白僵蚕，天竺黄，胆南星，苏子。

4. 肝风内动

原有高血压病史，复因情绪波动，肝阳暴涨，血随气升，冲动亢逆，筋脉拘急而发心痛。证见心痛频发，伴眩晕头痛，心烦急躁，夜寐不安，面红目赤。治以平肝潜阳息风法，用天麻钩藤饮加减，药用：天麻，钩藤，生石决明，川牛膝，桑寄生，杜仲，栀子，黄芩，益母草，茯神，夜交藤，龟板，全蝎，白僵蚕，石菖蒲，珍珠母等。

5. 肝肾阴虚

肝肾同源，素体肾虚者，水不涵木，导致肝肾阴虚，脉络失养而发心痛。证见胸中疼痛，时感灼热，眩晕耳鸣，腰膝酸软，五心烦热，盗汗，舌红苔少，脉弦细数。治以滋补肝肾法，方用一贯煎加减，药用：生地，沙参，栀子，麦冬，山茱萸，丹皮，当归，白蒺藜，丹参，白僵蚕，龟板等。

6. 气滞血瘀

情志不遂，忧思恼怒致肝气郁结、疏泄不利、气滞血瘀、心脉瘀阻而发心痛。证见心胸胀满、憋闷，心前区阵发性绞痛或刺痛，遇情志不舒则加重，舌质紫暗有瘀斑，脉沉涩或结代。治以疏肝解郁、活血化瘀法，方选复元活血汤加减，药用：柴胡，瓜蒌根，当归，红花，甘草，山甲珠，大黄，桃仁，制乳没，三七粉，沉香末等。

7. 肝寒血凝

长期感寒，贪凉饮冷，素体阳虚者，寒伤肝经，致使筋脉拘挛、血管闭塞而致心痛。证见心胸憋闷疼痛，畏寒肢冷，舌淡苔白，脉沉迟。治以暖干散寒，温通止痛法，药用：肉桂，小茴香，茯苓，乌梅，枸杞子，当归，沉香，生姜，白蒺藜，丹参等。

8. 肝脾不和

原有胃病，复情志不遂，心痛常因饭后而发。证见纳呆，胸脘满闷，胁肋胀痛，嗳气呃逆，舌胖淡苔白腻，脉弦缓。治以疏肝理脾法，肝气犯胃者用抑木和中汤，药用：当归，青皮，白蒺藜，郁金，陈皮，苍术，白术，厚朴，木香，砂仁，茯苓，佛手，檀香等；肝郁脾虚者，宜用逍遥散加减，药用：柴胡，白术，白芍，当归，炙甘草，茯苓，薄荷，煨姜，砂仁，木香，党参等。

9. 肝血不足

劳累过度，肝血暗耗，血脉失养而发心痛。证见心痛伴心悸不寐，胁肋胀闷或隐痛，筋脉润动，面色苍白，爪甲不荣，头晕目眩，舌淡苔白，脉细弱或结代。治以滋补肝血，缓急止痛法，方选补肝汤加减，药用：当归，川芎，熟地，白芍，炒枣仁，丹参，西洋参，山萸肉，鸡血藤，炙甘草等。

五、病案举例

案例1：姜某某，男，58岁，汉族，已婚，干部，北京通州人，主因发作性胸闷、疼痛5年，于2013年11月12日初诊。患者五年前诊断为冠心病，经常因心情不舒而诱发胸前区憋闷疼痛，伴头晕、头痛，左半身麻木，大便干燥，睡眠不宁，平时有痰，舌质红，苔稍黄，脉弦数。心电图示ST段下移，T波低平，血压170/110 mmHg。西医诊断：冠心病心绞痛，高血压病。中医诊断为肝心痛，证属肝阳上亢，肝肾阴虚，虚风内动，治以平肝潜阳，凉肝熄风而止痛，方用天麻钩藤饮加减，药用：天麻12 g，钩藤15 g，僵蚕12 g，石决明30 g，珍珠母30 g，栀子6 g，天竺黄10 g，益母草9 g，瓜蒌30 g，薤白12 g，法半夏10 g，生白术30 g，牛膝10 g，茯神10 g，地龙12 g，7剂水煎服，药后胸痛发作次数减少，左半身麻木消失，血压 150/100 mmHg，上方去珍珠母，加石菖蒲 15 g，14 剂，药后心痛缓解，血压降至 140/90 mmHg，继以上法调理，一个月后，血压正常，自觉症状消失，心电图也恢复正常。

按语：本案患者素有高血压、冠心病史，遇情绪变化而引发心绞痛，根据病史和诱发因素、症状特点，考虑为肝心痛。治以平肝潜阳，凉肝熄风而止痛。以天麻、钩藤、石决明、珍珠母平肝潜阳熄风；地龙、僵蚕、天竺黄、瓜蒌、半夏清化痰热；栀子、茯神清心安神；益母草、牛膝利水、引血下行；薤白宽胸散结。诸药重在审因论治，平肝潜阳熄风，清心安神，使肝风内熄，肝阳下潜则心神安定，心痛之症随之而消失。

案例 2：薛某某，男，61 岁，汉族，已婚，退休干部，北京通州人，主因发作性胸痛 3 年，于 2011 年 11 月 20 初诊。患者三年前因胸痛而住院，经检查诊断为急性心肌梗死，经抢救治疗，恢复月余缓解出院。以后每逢天气变冷或情志不畅即出现发作性胸痛，来诊前因接近冬季，气候转冷，来诊前 1 日出现胸闷憋气、胸痛掣背、手脚发凉伴左下肢拘急疼痛，舌质暗淡，苔白，脉沉细。西医诊断：冠心病心绞痛发作；中医诊断：寒凝血脉，心脉不通。系因天气转冷，寒邪侵犯肝经，母病及子，影响于心而致心脉瘀阻。治以暖肝散寒，温通心阳止痛，方用当归四逆汤加减，药用：当归 15 g，薤白 10 g，桂枝 9 g，炙甘草 10 g，白芍 12 g，细辛 3 g，通草 12 g，吴茱萸 6 g，生姜 2 片，大枣 3 枚。上药服用 7 剂，胸痛发作次数减少，疼痛减轻，上方加檀香 9 g、降香 12 g、龙骨 20 g，继用 14 剂，药后胸痛已不明显，四肢转温，继以上法加入黄芪 15 g、丹参 15 g，继服 30 余剂，诸症消失，心电图示：T 波已恢复。一年后随访未见复发。

按语：本案心痛因感受寒邪而诱发，胸闷痛伴有肢体拘挛疼痛，属于肝经、心经同时受寒邪侵袭而致。故治以暖肝温通心阳，散寒止痛法。药用吴茱萸、细辛暖肝散寒；桂枝甘草汤加薤白温通心阳；当归、白芍养血活血；通草通络止痛，生姜大枣温脾胃、助心阳，诸药温阳散寒，温通经脉以推动血液运行，暖肝温心以通血脉、安心神。故药后心痛之症得以控制。

第四节 从肝论治咳嗽

《素问·咳论篇第三十八》指出："五脏六腑皆令人咳，非独肺也。"并进一步指出其机理曰："皮毛者，肺之合也，皮毛先受邪气，邪气以从其合

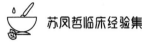

也。其寒饮食入胃，从肺脉上至于肺，则肺寒，肺寒则外内合邪，因而客之，则为肺咳。五脏各以其时受病，非其时，各传以与之。"这里指出了五脏病传之于肺，可导致肺咳。笔者在临床上对慢性咳嗽的论治也多以肺、脾、肾为主，但随着生活环境的改变，情志因素在咳嗽的发生、发展中起着重要的作用。凡肝气郁结、肝火犯肺、肝血不足、肝肾亏虚、肝经郁热、肝经受寒、肝气滞血瘀等因素，影响肺之宣发肃降而咳者，皆可依肝咳论治。肝咳的治疗，以宣肺、化痰、止咳治其标，疏肝、养肝治其本。本书对肝咳的病因证治进行了系统论述。

一、肝咳的文献记载

早在《素问·咳论》指出："五脏六腑皆令人咳，非独肺也""肝咳之状，咳则两胁下痛，喉中介介如梗状，甚则不可以转，转则两胁下满"。隋·巢元方《诸病源候论》把咳分为"风咳""寒咳""支咳""肝咳""心咳""脾咳""肾咳""胆咳""厥阴咳"等十种咳嗽，并对这十种咳嗽做了症状的描述及鉴别。如"肝咳，咳而引胁下痛是也""风咳，欲语因咳，言不得宽是也"，对后世有较大影响。唐·孙思邈《千金方》、王焘《外台秘要》，以及宋代方书《太平圣惠方》《圣济总录》等，均多宗巢氏之说。宋·陈无择《三因极一病证方论》将咳嗽分为内因、外因、不内外因所致的三类。至金·刘完素、张子和更明确地把咳嗽与六气联系起来，提出"风、寒、暑、湿、燥、火皆令人咳"，阐明了咳嗽与自然界"六淫"的关系。朱丹溪在《丹溪心法·咳嗽》中则将咳嗽分为风寒、痰饮、火郁、劳嗽、肺胀五种，并指出肝咳治疗应"疏肝气，以青皮挟痰药，实者白芥子之类，再后以二陈汤加南星、香附、青黛、青皮、姜汁"治之。明·龚廷贤《万病回春·咳嗽》指出"从来咳嗽十八般，只因邪气入于肝。"明·吴崑《医方考》认为肝咳乃"肝移热于肺而咳嗽"当以"当归芦荟丸"主方治之。明·王纶《明医杂著》认为春天肝气上升，易发肝咳，宜以润肺抑肝之法治疗。明·秦昌遇《症因脉治》则对肝咳的症状、病因、脉证，治疗分别进行了论述。明·周文采《医方选要》认为肝咳乃"因七情而得，又当随其各经之证而治之"。清·陈念祖《医学从众录》"治肝咳嗽，两胁下满。以皂荚树根皮三两，杏仁，贝母各三两，炙甘草一两共为细末。姜橘汤送下二钱。"清·林佩琴《类证治裁》："治肝胆之气升犯肺者，泄木降逆，钩藤，栀子，枳壳，丹皮，陈皮之属。"又云："上气呛咳胁痛，肝木乘肺也，七气汤加白术，金橘。"清·叶天士《临证指南医案》云："人身气机合乎天地自然，肺气从右而降，肝气由左而升，肺病主降日迟，肝横司升日速，呛咳未已，乃肝胆木反而刑金之兆。"认为肝气郁结，肝火犯肺；"肝阳逆行，乘肺则咳""肝逆乘胃射肺"等均可发生肝咳。近贤秦伯未指出："左右为阴阳之道路，肝升火及肺降不利，两胁刺痛，咳稀痰多……即拟平肝肃肺"，说明了咳嗽治肺调肝的重要性。

二、肝咳的病因证治

随着社会环境的改变及生活节奏的加快，精神紧张、情志因素在咳嗽发病中的作用愈来愈重要，尤其是素因肝气不调导致疾病的患者，出现咳嗽，可表现为肝咳的典型症状。如情志失调，精神抑郁，或忧思恼怒，肝郁化火，影响肺之肃降，肺气上逆而咳；或平时睡眠不佳，或月经失调，或患有乳腺增生、甲状腺结节、子宫肌瘤等内分泌失调疾病，而感受风寒之邪，风寒犯肺，肺失宣降上逆而咳。尤其对于工作压力较大的人群，一般都有肝气郁结、肝血虚等证，若有外邪侵犯，引动内因，则出现顽固性的咳嗽。

肝咳的病机变化主要体现在肺与肝的联系上，二者在经脉、五行生克、个性特点及功能上有着密切的关系，具体概括为如下方面。第一，肝经与肺经脉相连，《灵枢·经脉》有云："肝足厥阴之脉……其支者，复从肝别贯膈，上注肺。"肝经的支脉与肺相连，二者气血相通。第二，肺属金，肝属木，金克木，从五行生克规律而言，肺克肝，肝又可反克肺，这在临床比较多见，如"木火刑金"。第三，从个性特点看，肺为相傅之官，不耐寒热，肝为将军之官，体阴而用阳，肺为娇脏，肝为刚脏，二者一阴一阳，一刚一柔，刚柔相济，才能保证五脏和谐。第四，从功能上看，肝主疏泄，调畅气机，肺主肃降，和顺降气，肝气上升于左，肺气下降于右，形成气机的循环，咳嗽乃肺气上逆所致，是气循环障碍的结果，肝气不升则肺气不降，肺气上逆而为咳嗽。肝咳之咳嗽可有多种表现形式，如干咳、无痰或少痰，阵咳、呛咳，刺激性咳嗽，咽痒而咳等，肝咳多伴有肝经的症状，如咳则两胁胀满疼痛。明·秦昌遇《症因脉治》指出："咳则两胁下痛，痛引少腹，或寒热往来，面青色筋急，此肝经咳嗽。"

在治疗上，或从于肝，或从于肺，或肺肝同治，当灵活权变，临床常见的治法概括如下。

1. 疏肝解郁法

肝失疏泄，气机郁滞，风邪外袭，化火犯肺，治以疏肝解郁、宣肺止咳，方选四逆散、柴胡疏肝散加减，或疏肝解郁佐以化痰，以逍遥散加减治疗。

2. 和解少阳法

邪犯少阳，气机郁遏，郁而化火，上逆犯肺，肺失宣降而作咳嗽，治以和解少阳，宣肺止咳，以小柴胡汤加减治疗。

3. 疏肝治肺法

肝火素旺之人，外感风热，风气通于肝，肝气不调，肺气失宣，导致肝肺二经风热，治以疏肝泻肺，以柴胡桂枝汤和升降散加减治疗。如表邪内郁，少阳枢机不利，致肺失宣降、气血津液输布受阻者，治以疏肝润肺法，方取柴胡桂枝汤和荆防败毒饮加减。

4. 清肝法

肝火素盛，咳嗽因情志而发，肝火引动肺火，治以清泻肝火，肃肺止咳，方以泻白散和黛蛤散，百合固金汤加减。

5. 养阴柔肝法

肝血不足，阴虚血燥，上逆犯肺而致咳，治以滋阴疏肝，润肺止咳，方选一贯煎加味治疗。

6. 平肝潜阳法

肝风扰动，叶天士云："肝阳化风，旋扰不息，致呛咳无期。"《王九峰医案》指出："肝脏阴虚阳僭，是以呛咳。"阴虚阳亢，肝阳化风，上扰于肺致咳。治用叶天士"镇补和阳熄风法"，以镇肝熄风汤合泻白散加减。

7. 暖肝温肺法

肝体阴而用阳，肝阳不足，肺失温养，上逆而咳。治以温补肝阳佐以宣肺、化痰、止咳。方用暖肝煎加减，或以温肝利肺法，以柴胡桂枝干姜汤加减治疗。

8. 调和肝脾法

肝气犯脾，痰湿内生，痰湿阻肺而咳。治以调和肝脾，化痰止咳，以柴胡疏肝散合六君子汤加减治疗。

9. 清肝活血法

肝气郁结，气滞血瘀，肝郁化火，影响肺之肃降，上逆而咳。治以清肝活血法，方用柴胡疏肝散合三七粉、青蒿鳖甲汤加减。

10. 清利湿热法

肝胆湿热内蕴，影响肺之肃降，上逆而咳。治以清利肝胆湿热止咳，方以龙胆泻肝汤加减。

11. 通络法

肝之脉络瘀阻，导致"胁痛久嗽"者，《类证治裁》指出："肝木性升散，不受遏郁，郁则经气逆"，正是指于此。治宜以疏肝通络法治疗，实证取仲景旋覆花汤加桃仁、桂枝、牡蛎、泽兰、郁金等；虚证以桃红四物汤加减，或以逍遥散加枳壳、青皮、丹皮、元胡等治疗。

12. 泄肝和胃法

肝气犯肺、胃，导致咳而呕逆者。治以疏肝肃肺和胃，方以旋覆代赭汤加减。

三、典型病例

案例：张某某，女，51岁，主因咽部不适，咳嗽、咳痰半年，于2015年8月20日初诊。患者半年前感冒后，出现咽部不适，咳嗽，咳痰稀白，经治疗感冒愈，而咳嗽、咳痰症状始终未能缓解，咳痰以晨起明显，吃辛辣、油腻食物，咳嗽加重，伴有心烦易怒，口苦，胸胁胀满疼痛，睡眠不佳，纳食可，大便正常，舌体胖，质紫暗，苔薄黄，脉弦细。患者一年前查出甲状腺瘤，诊断为冷结节。中医辨证施治，感受外邪，邪入于肺，肺宣降失常，肺气上逆而咳。因患甲状腺疾病，肝经瘀滞，进一步导致肺气不利，故咳嗽不愈。治以疏肝解郁，健脾肃肺化痰。处方：八月札15 g，厚朴花12 g，炒薏苡仁20 g，法半夏10 g，夏枯草12 g，胆南星8 g，地龙8 g，当归12 g，郁金12 g，茯苓30 g，黛蛤散10 g（包煎），枳实12 g，杷叶15 g，桃、杏仁各9 g。14剂，水煎服。药后患者咳嗽、咳痰减轻，二便调，睡眠可，舌质淡暗，苔薄白，脉沉细小弦。治宗上方，疏肝解郁，宣肺化痰加散结软坚之品，上方加黄药子12 g、山慈菇12 g、川牛膝15 g。14剂，水煎服。药后咳嗽基本消失，自觉甲状腺瘤较前略有减小，饮食正常，心情舒畅，二便调，舌质淡红，苔薄白。

按语：本案患者咳嗽半年，伴有心烦易怒，口苦，胸胁胀满疼痛，睡眠不佳，舌体胖，质紫暗，苔薄黄，脉弦细等症，并患有甲状腺瘤。证属肝气郁结，肝郁化火，木火刑金而咳嗽，故治以疏肝解郁，宣肺降逆止咳。药用八月札、郁金疏肝解郁；夏枯草黛蛤散清肝热；胆南星、地龙、杷叶清肺化痰；桃仁、当归活血清心肝之火；厚朴花、炒薏苡仁、半夏、茯苓、枳实健脾渗湿以绝生痰之源；杏仁降肺气以止咳。诸药从肝、脾、肺入手调肝气、降肺气，使气机升降顺畅，上下相宜，则咳嗽之症得以缓解，兼以健脾祛湿，以杜绝痰之来源。由于用药得法，咳嗽较快平息。继而遵上法加散结软坚之品治疗甲状腺瘤，也获得较好的效果。

四、结语

《素问·咳论》有云："五脏六腑皆令人咳，非独肺也。"指出咳嗽的治疗，不应单独治肺。肝咳在临床最为常见，凡肝气郁结、肝火犯肺、肝血不足、肝肾亏虚、肝经郁热、肝经受寒、肝气滞血瘀等因素，影响肺之宣发肃降而咳者，皆可依肝咳论治。肝咳的治疗，以宣肺化痰止咳治其标，疏肝养肝治其本。肝木条达，则肺气自能宣发肃降，气机调和，则咳嗽自愈。正如叶天士《临证指南医案》所说："人身左升属肝，右降属肺，当两和气血，使升降得宜。"此治肝咳之奥妙也，深悟其理，临证灵活变通，方可获得奇效。

第五节　升阳除湿法及临床应用

升阳除湿法始创于金元时期大家李东垣，之前张仲景提出"治湿利小便"的方法，李东垣的老师张元素也认为"治湿不利小便非其治也"。李东垣结合当时的发病情况和临床经验，提出不同的看法，他认为"湿为阴病，利湿为阴药，治湿利小便，复益其阴而伤其阳，可损伤脾阳；脾虚湿盛，易伤阳气，脾阳升则水湿行；升清降浊，恢复脾胃功能，则水湿之邪尽除"。基于以上几点，李东垣认为升阳除湿是治疗脾虚湿盛的有效方法。正常情况下，脾气健运，通过脾阳的蒸化作用，将水湿等物质输送全身，"充实皮毛，散于百脉"。如阳气不升，则水湿停留为患，从而出现多种病症。如湿邪上扰清明而头晕；扰于鼻窍可出现鼻炎；湿邪下注可泄泻；湿邪化热扰心可不寐；湿热蕴结，津液不能下行则便秘。如此多种病症，均由脾胃内伤、湿浊内生所引起，故治疗均可用升阳除湿法。特设升阳除湿汤以升阳除湿、和胃安中，药物组成：防风、升麻、柴胡、苍术、猪苓、泽泻、羌活、陈皮、半夏、甘草、大麦、神曲、益智仁。李东垣升阳除湿的方子，还有升阳散火汤、升阳益胃汤、补中益气汤、清暑益气汤等，其立意原则皆是以升阳

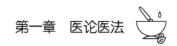

除湿为主。

湿本为水,养育人间万物,也是维持人体生命活动的重要物质,但湿伤人则为邪气,外湿因感天地之湿而发,内湿则是脾脏虚衰所致。湿性重浊黏滞,易阻滞气机,使病情缠绵难愈。湿性弥漫,伤人也呈多元化特点,无处不到。故治疗湿邪不是一法一方所能概括的,应多法联合,灵活应用。

一、升阳除湿法的临床应用

1. 芳香化浊法

适用于湿伤位于上焦的病变。湿性弥漫,尤其感受外湿,湿邪由表及里,往往弥漫三焦,上中下同时伤人,如湿邪伤于上焦,蒙清窍则头晕、头痛,湿阻肺窍可引起鼻炎,阻于耳窍可致耳鸣,湿蕴口腔可发口疮等。湿邪偏于上部,治疗应侧重于上,宜结合芳香化湿法,常用药物为藿香、藿梗、荷叶、荷梗、苏叶、苏梗、佩兰、白芷、厚朴花、砂仁等。

2. 苦温燥湿法

湿在中焦,脾胃运化失职,水湿停留,有泛滥之势,中焦制水不利,此虽用健脾升阳以除湿的方法,但唯恐力有不及,当结合苦温燥湿的方法,以增强祛湿之力。常用药物如苍术、白术、半夏、厚朴、白豆蔻、草蔻仁等。

3. 淡渗利湿法

湿蕴中焦,累及下焦,造成下焦病变,如带下、肝肾囊肿、腰痛、蛋白尿等。这时单纯升阳除湿,下焦之湿邪恐难消失,故应结合淡渗利湿法,使湿邪从下分消。常用药物如车前子、车前草、滑石、通草、萆薢、冬瓜皮、赤小豆、玉米须等。

4. 六结合法

湿性弥漫重浊,多元化伤人,又可随体质而转化,出现寒化、热化、夹虚、夹瘀、夹痰等多种变化,又有在表、在里之不同。故治疗湿邪应圆机活法,单一治法恐难切中病机。应注重多法的联合应用,在运用升阳除湿法时,可采取"六结合法"。

(1)升降结合:叶天士在《临证指南医案》中阐述了调理脾胃的要旨,即脾宜升则健,胃宜降则和。升阳除湿法以升清降浊为中心,恢复了脾升清功能,湿的代谢及运化归于正常,则湿邪尽祛矣。但脾胃一升一降,胃气不降则脾气不升,因此在升脾气的同时还要降胃气,需配降胃气的药物,才能更好地升脾气。因此在临床使用黄芪、防风、柴胡、升麻、葛根等升脾气的同时，还要结合半夏、木香、枳实、厚朴、旋覆花、丁香、沉香等降胃气的药物。

（2）升补结合：脾虚湿盛的病机反映出两个方面的矛盾，一为脾虚，二是湿盛。脾虚是根本，湿盛是标象。升阳除湿一是升阳，二是除湿。升阳则通过补益脾气体现出来，脾主升清，脾气充足方可体现升清之力，应升补结合。脾气得益于肺气和肾气的充足，所以升阳除湿要酌加补益肺气、脾气的药物，如黄芪、党参、白术、山药等。同时脾虚日久可伤肾气，先天、后天互为补充。因此升脾气还要酌加补肾药物，李东垣常用益智仁，还可以用仙茅、仙灵脾、补骨脂等药。

（3）升利结合：升阳祛湿法，通过升阳达到祛湿的效果，但湿邪积蓄，重者可伴有水肿，这时升阳除湿力太单薄，应加用利水祛湿的药物，曰之升利结合。常用茯苓、泽泻、猪苓、薏苡仁、玉米须、葫芦等，湿邪较重的则应用虫类药，如土狗、蟋蟀等。

（4）升泻结合：脾虚湿盛，湿郁久则化热，出现湿热相间的情况，李东垣对此多加入黄柏、黄连等清利湿热药。路老则多用晚蚕沙、萆薢、土茯苓、赤小豆、椿根皮等。

（5）升散结合：脾虚湿盛，脾虚到一定程度可出现脾虚下陷的病症，阳气内陷，虚火内郁形成火郁于内，阳气不能透达而伴有四肢发热如烙、肌肤干燥无汗、麻疹隐伏不透、表证发汗不应等症。此时当升阳除湿于内、发散火郁于外，李东垣升阳散火汤、火郁汤等为常用方剂。发散火郁，重在一升一散，升者使阳气升腾，浊阴自化；散者使阳气外越，火郁透达。所以一是要用人参、黄芪等补元气，二要结合蝉衣、荆芥穗、僵蚕等发散药物，几分补几分散则根据病情，采取六补四散、七补三散等量化方法。

（6）风药的配合：李东垣善用风药，因风药具有祛风、升提阳气、发散火郁、化解内外湿邪、祛湿降浊的作用。我的导师路志正教授认为："治脾以燥药升之。"风药即风燥升阳药，具有升发、疏散的作用。东垣全书中以升麻、柴胡、防风、羌活应用最多。路志正教授常用的风药较多，列举如下，可供参考：祛风升清药有僵蚕、蝉衣、羌活、荆芥穗、蔓荆子、天麻、葛根、白芷、白蒺藜。升阳止泻药包括苍术、防风、荆芥穗、柴胡、葛根、升麻、桔梗、荷叶、白术、补骨脂。发散火郁药有僵蚕、升麻、柴胡、防风、蝉衣、青蒿、黄芩、栀子、郁金。祛风通络药为威灵仙、桂枝、羌活、独活、防风、海桐皮、乌梢蛇、葛根、桑枝、天麻。祛湿降浊药包括防风、僵蚕、升麻、苍术、草决明、柴胡、枳实、荷叶、生麦芽、生谷芽。

二、典型病例（不寐证）

不寐之证，系心神被扰所致。因心为五脏六腑之大主，心之本脏虚，或心经受邪，或肝胆、脾胃、肺、肾四脏对心的影响，均可使心神被扰而出现不寐。随着生活条件的好转、饮食结构的改善，因脾胃功能失常导致不寐的患者越来越多。饮食不节、恣食生冷肥甘，损伤脾胃，脾失健运，内湿停聚，外界湿邪易乘虚而入，与内湿相和为患，湿邪扰动心神可致不寐，即常说的"胃不和则卧不安"。此不寐的特点是常伴有脾胃功能失调的症状，因病发为湿，内伤在脾，可用升阳健脾除湿法。

案例：梁某某，男，60 岁，退休职工，北京市通州人，主因失眠多梦，睡眠不实 2 年，于 2016 年 5 月 10 日初诊。患者于 2 年前因工作忙碌，出现失眠多梦、睡眠易醒等症状，平素喜甜食、冷饮，饮水多为冰白水，晨起少量白痰，四肢沉重，容易疲劳，头昏蒙不清，胸闷，大便稀溏，日 3~4 次，食油腻后口气较重，血脂高，尿酸高。舌质暗，苔白腻，脉沉滑。证属脾失健运，湿浊内停，扰动心神所致不寐。治以升阳健脾祛湿。处方：生黄芪20 g，藿梗 10 g（后下），荷叶 10 g（后下），厚朴花 12 g，半夏 12 g，炒苍术、白术各 15 g，茯苓 30 g，升麻 8 g，砂仁 10 g（后下），肉豆蔻 12 g（后下），陈皮 12 g，车前草 18 g，炒枳实 15 g，六一散 20 g（包煎），益智仁10 g（后下），炒枣仁 30 g，玉米须 30 g，14 剂，水煎服。药后头昏蒙减轻，时头脑清醒，睡眠质量较前改善。大便日 1~2 次，四肢沉重亦减。服药见效，继遵上法服用 14 剂，三诊时患者已能入睡，诸症亦缓，继如法调理，3个月后患者不寐基本消除。

按语：本例患者不寐，从病史和临床症状看，有饮冷病史、证见四肢沉重、头昏蒙不清、便溏、口黏、苔腻、脉沉滑等，皆脾虚水湿内停之象。故辨证为脾虚湿盛，湿邪内扰心神而致不寐。故治以升阳健脾祛湿为法，方用藿朴夏苓汤合清震汤加减。以藿梗、荷叶芳化湿浊；炒苍术、白术，肉豆蔻健脾燥湿、化湿；厚朴花、半夏、炒枳实、砂仁、生炒薏苡仁、陈皮健脾和胃降浊；升麻升阳胜湿；六一散清利湿热；炒杏仁降肺通调水道；茯苓、车前草、玉米须淡渗利湿；益智仁补肾助气化，生黄芪补脾助运化，枣仁安神。全方芳化湿浊，升阳健脾，又结合燥湿、化湿、利湿之品，使内外之湿邪得祛则头清神安，睡眠得到改善，体现了辨证宗体质，辨病位、病性，抓

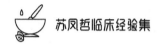

主症的灵活辩证思想及法活机圆的治疗特点。

第六节　清震汤升阳除湿治杂症

清震汤见于刘河间《素问病机气宜保命集·大头论第三十》引自《太平圣惠和剂局方》升麻汤，组成：升麻一两，苍术一两，荷叶一个全者。后贤罗天益在《卫生宝鉴·名方类集》雷头风方中载有："清震汤，治头面疙瘩肿痛，憎寒发热，四肢拘急，状如伤寒。"此清震汤与刘河间升麻汤是一个方。笔者秉其燥湿理脾、升阳散火之性，治疗其他杂症，获得良效，下面举四个临床验案。

一、升阳除湿疗湿疹

湿疹是由于多种因素引起的炎性渗出性皮肤病，中医学称之为"湿疮""浸淫疮"。《内经》认为"诸湿肿满，皆属于脾。"脾虚运化功能失职，水液代谢失常，造成水湿内停，湿气泛溢于肌肤，发为湿疹。治疗以祛湿为要，湿在于内，宜燥湿、利湿；在于外者，则宜芳化、宣透。病在肌表，总宜祛湿加通络之品治之。

案例：于某某，男，61岁，已婚，主诉湿疹十余年，于2017年10月28日初诊。湿疹常于入秋后加重，换季时明显，怕冷，全身痒，疹色红，无破损，常于夜间12时开始作痒，夜间3—4时痒甚明显，白日身痒微轻，大便不成形，日2~3次，睡眠尚可，舌红质暗，边有齿痕，脉弦细。中医诊断：湿疹（浸淫疮）。辨证：脾阳不振，水湿内生，走于肌肤日久而成。治则：健脾益气，升阳除湿解毒。处方：清震汤和五皮五藤饮加减。药用：炒苍术15g，荷叶12g，升麻5g，地骨皮30g，丹皮12g，海桐皮30g，白癣皮30g，首乌藤20g，海风藤15g，生黄芪20g，炒白术15g，蛇床子30g，茯苓30g，高良姜12g，炮姜12g，山药20g，牛膝30g，7剂，日一剂，水煎服。药后湿疹夜间三、四点痒发作减轻，大便不成形有改善，继以上法调理，一个月后，湿疹缓解，痒消失。

按语：患者湿疹10余年，反复发作，畏寒，换季发作明显，大便不成形，结合舌、脉，系脾阳不振，湿邪浸于肌肤日久所致。方中炒苍术辛热，强胃健脾，疏泄阳明之湿；升麻其性属阳，发散脾胃郁火；荷叶气香，能升助胃中清阳之气上行。五皮五藤饮加减，丹皮、海桐皮、白鲜皮、地骨皮、首乌藤、海风藤、蛇床子，有祛湿清热、祛风除湿之功；生黄芪、山药、炒白术、炮姜、高良姜、牛膝，益气健脾，温中除湿。全方以健脾胃，升清阳，祛湿毒为要，升利结合，升阳除湿，病随之缓解。

二、升阳除湿散火治口疮

过食肥甘厚味，辛辣酒醴，日久酿湿积热，阻于中焦，脾胃湿热蕴结，熏蒸口舌，而出现口疮。湿热性口疮，往往反复发作，伴疼痛，进水加重，纳呆，大便黏滞不爽，舌质红，苔黄腻，脉弦数。治疗重点是解决湿热问题，湿热如油裹面，胶着难去。可通过化湿、利湿、散火的方法，使湿与热分离，热随湿下泄，如用苦寒药泻热，则寒药助湿而湿热难去，因此使用升阳除湿散火的方法，可使湿热俱去。

案例：王某某，女，35岁，已婚，主诉口腔溃疡2年，2018年10月14日初诊。自诉2年间常发口疮，以口唇部或口腔黏膜及舌部多见，逐渐严重。就诊时见：口舌生疮，疼痛明显，进水时疼痛加重，伴有头晕急躁，睡眠尚可，大便黏滞不成形已多年，舌红苔薄，脉弦细。中医诊断：口疮。辨证为脾胃湿热，蕴结中焦，清阳不升。治以调理脾胃，清热祛湿，升举清阳。处方：炒苍术20g，荷叶12g，升麻10g，连翘15g，凤凰衣12g，木蝴蝶12g，蒲公英15g，炒白术15g，川芎12g，生姜12g，夏枯草15g，生山药15g，砂仁8g（后下），茯苓30g，牛膝15g，合欢皮20g，天麻10g，7剂，水煎服，日一剂。药后口疮疼痛减轻，头晕、急躁症好转，大便稍有改善。继以上法服用两周，口疮消失。

按语：口疮发生与饮食有关，过食肥甘厚味、辛辣之品，日久湿热阻于中焦，熏蒸于口舌，而发口疮。本例伴有头晕急躁、大便黏滞不成形多年，结合舌、脉，系湿热蕴结脾胃，循经上扰所致。以升阳除湿为法，药用清震汤，升麻辛甘，发散脾胃郁火，入肺、脾、胃经，长于燥湿运脾；炒苍术苦辛温，气香入脾胃经；荷叶甘辛微苦，入肝、脾、胃经，生发清阳，清热泻火。连翘、蒲公英、夏枯草，苦寒燥湿清热；茯苓、炒白术、砂仁、生姜，健脾调中；茯苓、牛膝，导湿下行；天麻升举清阳；川芎血中气药。全方健脾、燥湿、散火、调理升降，使湿热清，脾胃功能得以恢复，升散结合，升阳除湿，有治愈口疮之效。

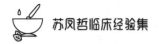

三、升阳除湿治鼻炎

一般认为鼻炎乃脏腑功能失调，加之外感风寒，邪气侵袭鼻窍所致。《素问·通评虚实论》中指出："头痛耳鸣，九窍不利，肠道之所生也"，说明脾胃与鼻窍的病变有一定关系，脾肺气虚，湿蒙清窍，可发生鼻塞不通、不闻香臭、头额昏沉、涕泪眵多等症。治以升阳除湿法，以风药升阳胜湿，令清气出于鼻窍，更用甘温之品，补益元气，使阳气升腾发散，走于孔窍，则鼻塞可通。

案例：瞿某某，男，54 岁，作曲家，汉族，主因"冬季反复发作鼻炎 2 年"，于 2007 年 12 月 5 日初诊。患者 2 年前冬季受寒后出现感冒、鼻塞流涕，伴发烧，经治疗后愈。但以后每遇冬季反复发作鼻炎，伴口干不欲饮，胃胀，乏力，双膝关节疼痛，睡眠差，难眠易醒，大便稀溏，日 3～4 次，小便稍黄。形体丰腴，脱发，舌质红，苔薄白，脉沉弦。中医诊断：鼻渊，辨证：脾虚失于健运，湿浊内停，鼻窍不利，气虚卫外不固。治以益气升阳固卫，升清降浊，健脾祛湿。药用：生黄芪 30 g，辛夷 12 g，苍耳子 10 g，炒白术 15 g，生山药 20 g，炒苍术 15 g，荷叶 12 g，升麻 6 g，砂仁 8 g，肉豆蔻 12 g（后下），川芎 12 g，白芷 6 g，生姜 3 片，大枣 3 枚。7 剂，水煎服，日一剂。药后体力较前增加，大便成形，次数减少，饮食正常，睡眠安，因要出差到广州，而广州湿度较高，故于上方去白芷，加佩兰 12 g，14 剂。药后症状已不明显，嘱调畅情志，适量运动，不断除湿，以巩固疗效。

按语：本案患者冬季每遇寒冷则发感冒、鼻炎，平时乏力、胃胀、睡眠差，系脾胃升降失常，气血生化不足，营卫失和，卫外不固所致，鼻为肺窍，气血不足，阳气不能出于鼻窍则鼻塞流涕；鼻炎伴口干不欲饮，形体丰腴乃湿邪内阻之象，大便溏薄说明湿邪阻于肠道；湿邪生于中焦，但蕴结于鼻窍，故现乏力、胃胀、大便溏薄、鼻塞流涕等症。遂治以益气升阳固卫、健脾祛湿法。方中用风药苍耳子、升麻、辛夷、白芷、荷叶升阳盛湿，令清气出于鼻窍；用甘温之品生黄芪、炒白术、生山药、大枣益气，使阳气蒸腾发散，走于孔窍，则鼻塞可通。砂仁引经药入丹田和肉豆蔻芳香化湿醒脾；上焦白芷、中焦苍术、下焦牛膝作为三焦引经药；加头部引经药川芎，使药物直达病所，可事半功倍。诸药合用使阳气升发而外固于肌表，上通于鼻窍，故感冒、鼻炎向愈。

四、补脾除湿、散火润燥治干眼症

干眼症是指多种原因导致眼泪异常，引发眼睛干涩、眼部不适等症状的一类疾病。《黄帝内经》认为"燥胜则干"，故干眼症属于燥证。燥发生的原因有二，一是阴血不足，肝阴失于濡养；二是脾胃功能失调，脾病不能为胃行其津液，则肺津匮乏，化燥生热。故治疗干眼症，当以调脾胃、补肝阴、补肺为法。其中调理脾胃，是治疗干眼症一大法门。

案例：刘某某，女，60 岁，主诉眼干涩、模糊 1 年，于 2018 年 10 月 13 日初诊。患者眼干涩不适，视物模糊已一年余，到眼科医院诊断为干眼症，又查颈动脉超声显示：双侧颈动脉狭窄、颈动脉粥样硬化斑块。胃镜示：胃息肉多发。刻下症状：眼干涩，视物模糊，大便不成形已多年，有时大便黏滞，每日 3 ~ 4 次，睡眠不实，入睡困难，舌红苔少，脉沉细。诊断：干眼症。中医辨证：脾虚肝旺，运化不利，清阳不升。治则：健脾祛湿，益气舒肝，升举清阳。处方：太子参 15 g，茯苓 30 g，荷叶 12 g，炒苍术 15 g，升麻 5 g，合欢皮 20 g，炒枣仁 30 g，茯神 30 g，连翘 15 g，菊花 12 g，木蝴蝶 12 g，生山药 15 g，砂仁 8 g，首乌藤 15 g（后下），郁金 15 g，干姜 12 g。7 剂，日一剂，水煎服。

按语：本案采用上下同病取其中的原则，从中焦脾胃入手，由于脾胃关乎津液的生成，津液生成、输布、排泄障碍所致的津亏液燥干燥症，常伴有湿的症状，湿与津液均为脾胃所化生，治疗干燥症多从调理脾胃入手。本案患者平素大便不成形，胃息肉多发，中焦脾胃失调；湿阻清阳不升，津液代谢障碍，气血不畅，眼干涩，颈动脉出现斑块狭窄。治疗使中气健，肝肺升降自如。方中太子参、山药、茯苓益气生津，降浊健脾胃；升麻、荷叶、炒苍术组成清震汤，健脾燥湿，升清阳；连翘、木蝴蝶、菊花清热柔肝加菊花引经之药，以滋肝目；合欢皮、茯神、炒枣仁、首乌藤安神健脾养肝血；郁金、砂仁、干姜行气健脾、温中祛湿。全方体现调中、升清、健脾、润燥之功，使病症得以缓解。

五、小结

升阳除湿法由金元时期大家之一李东垣首创，李东垣认为升阳除湿是治疗脾虚湿盛的有效方法。正常情况下，脾气健运，脾阳依蒸腾气化作用，将水液等营养物质输送全身，"充实皮毛，散于百脉"达"水精四布，五经并

行"。如阳气不足，水湿运化失常，可出现多种病症。如湿邪犯于肌肤而成湿疹；湿邪上扰鼻窍，可出现鼻炎；湿邪循阳明经上扰口部，而发口疮；湿邪上扰清阳，可发生头晕、干眼症。

升阳除湿法广泛应用于临床以治疗三焦病变，如上焦头痛、耳鸣、鼻炎、癫痫等；中焦泄泻、胃痛、便秘等；下焦肾囊肿、海绵肾、肾炎、带下病等；全身病变如湿疹、不寐等。

（本文发表于 2019 年第 12 期《中医临床研究》杂志）

第七节 从郁论治血小板增多症

原发性血小板增多症系骨髓增生性疾病，临床以持续性血小板增多，伴自发性皮肤黏膜出血、血栓形成、脾大为特征。本病的治疗，西医常以骨髓抑制剂如羟基脲、甲异靛、白消安等抑制和减少血小板生成，或予干扰素，或施血小板单采，或予抗血小板功能药物如阿司匹林、双嘧达莫等，经治疗血小板均有不同程度下降，有的可达缓解。但作为慢性疾病，需长期服药维持，仅用如上药物仍存在一定的局限性。①部分患者因药物的副作用，如胃肠道反应、肝功异常、细胞毒作用等而被迫停药；②药物减量后，病情复发，需长期大量维持，药物难以停减；③本病除抑制血小板数量外，改善血管功能状态也是长期缓解的关键，如上药物解决不了这一问题；④有报道，接受白消安、羟基脲治疗者，其转化为急性白血病的概率可增加。中医药参与治疗可使血小板数量迅速下降，毒副作用消除，并可改善血管功能状态和调节机体功能，并能明显减少并发症。兹将中医药治疗本病的体会做一总结归纳如下。

一、中医理法方药分析

原发性血小板增多症起病缓慢，临床表现不一，多以头昏、头晕、乏力、肢体麻木为主要临床表现，重者可有出血或血栓形成，表现为皮肤紫癜、齿衄，甚至便血、呕血，血栓形成于足部可引起间歇性跛行，肠系膜血栓形成可致腹痛、呕吐，颅内血栓形成可致偏瘫、昏迷，多数患者可伴轻、中度脾大，部分患者有肝大，还可表现为食欲不振、肢体困重、疼痛、口干口苦、身体烘热、两目黯黑、口唇发绀、舌质紫暗或瘀斑、舌苔白腻或黄腻及脉弦滑数等。根据上述临床表现，中医归属于"血瘀""积聚""血证"范畴。本病起病缓慢，多见于中老年人，其发病与饮食、情绪、劳倦、感受热毒等多种因素有关。由于情志郁结，气血运行不畅，致气滞血瘀，可见腹痛，肢体疼痛，周身紫斑，口唇发绀，舌质紫暗；郁久化热或热毒内蕴，血热妄行可致各种出血、鼻衄、齿衄、便血、呕血等；肝气不调，饮食劳倦，影响脾胃运化功能，脾失运化，痰湿中阻，可见食欲不振、四肢困重、乏力头昏、舌苔白腻等；瘀血内停，瘀之不去则新血不生，致成"干血"，结于胁下致胁下痞硬满，肌肤失去营养，可见肌肤甲错、两目黯黑；痰瘀阻于经脉可见肢体麻木；郁久化热伤阴，可见口干口苦、周身烘热、舌苔黄、脉细数。

综上所述，本病的主要病机是因郁致瘀，气郁、血郁、痰湿郁致血行不畅，郁久化热伤阴，以致痰瘀交结，升高的血小板久羁不下，成为顽症。治疗当以解郁理气、活血通络、化痰祛湿为正治之法。本病的传统治疗以活血、破血、逐瘀为主，病情虽有缓解，但血小板降到一定程度，再难以下降，故对于改善血管功能状态和全身症状，仅以活血化瘀亦非万全之法。先贤清末名医唐容川在《血证论》中治疗血瘀证，以调气为先，认为出血、瘀血之证，多与肝气失调有关，治疗当以和肝降逆平冲、宁血止血为大法。张仲景《金匮要略》所论："五劳虚极羸瘦，腹满不能饮食，食伤、忧伤、饮伤、房事伤、饥伤、劳伤、经络营卫气伤，内有干血，肌肤甲错，两目黯黑，缓中补虚，大黄虫丸主之。"文中所论饮食、情志、劳倦、房事所致瘀血内停，形成干血，与本病血小板久升不降，伴脾大者相吻合。宗先贤之法，结合辨证求因、审因论治原则，本病立足调气解郁，从气血痰湿入手治疗，并自拟解郁降板汤，药物组成为郁金、夏枯草、佛手、浙贝母、地龙、炒莱菔子、水红花子、八月札、莪术、泽兰、全蝎、土鳖虫、穿山甲、水蛭、当归、黄芩、女贞子、金鹊根。方中以郁金、佛手、夏枯草、八月札舒肝解郁、理气散结，浙贝母、地龙、炒莱菔子清热化痰，穿山甲、全蝎化瘀通络，土鳖虫、水蛭、莪术活血破血，当归和血，泽兰活血利水，水红花子散血消瘀，金鹊根、女贞子益气养阴，黄芩清热，全方融理气、散结化痰、和血活血破血、逐瘀通络、清热益气养阴为一体，攻补兼施，攻而不伤正，补而不留邪。该方验于临床，每多取效且久服无副作用。

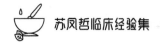

二、临床资料

临床以解郁降板汤治疗原发性血小板增多症 20 例，兹将临床治疗情况分析如下。

1. 一般资料

20 例患者源于 2001 年至 2005 年门诊及病房，其中男 9 例，女 11 例，年龄 35～75 岁，平均年龄 54 岁，症状不明显因其他原因检查确诊者 3 例，有出血症状者 3 例，脾大者 18 例，肝大者 8 例，有头晕、乏力、肢体麻木、胸闷、腹胀等症状者 17 例，舌质紫暗、口唇发绀者 20 例，诊断标准参照原发性血小板增多症的全国统一标准。

2. 实验室检查

血常规：WBC $14 \times 10^9/L$［$(5.4～39.2) \times 10^9/L$］，RBC $4.23 \times 10^{12}/L$［$(3.3～5.41) \times 10^{12}/L$］，Hb 121 g/L［$(110～165)$ g/L］，PLT $125 \times 10^9/L$［$(650～2800) \times 10^9/L$］。骨髓象：所有病例有核细胞增生均在活跃以上，粒系和红系增生正常，巨核细胞明显增多，每片为 86～780 个，平均 168 个。20 例中有 2 例谷丙转氨酶升高，余 18 例肝、肾功能正常。凝血 4 项检查，APTT 延长者 4 例，TT 延长者 5 例，凝血因子 I 减少者 2 例。头颅 CT 检查有脑血栓形成者 2 例。

3. 治疗

20 例患者中接受甲异靛治疗者 4 例，接受羟基脲治疗者 13 例，1 例先用羟基脲后改为格列卫治疗，2 例单纯用中药治疗，2 例脑血栓患者使用血栓通等治疗。使用甲异靛、羟基脲治疗者，血小板有一定幅度下降，当该药减量后血小板复升。全部病例采用中药治疗，西药使用半年至 1 年逐渐减停，中药给予解郁降板汤。药物组成：郁金、夏枯草、佛手、莱菔子、莪术、土鳖虫、全蝎、穿山甲、黄芩各 10 g，金鹊根、浙贝母各 12 g，女贞子、当归、地龙各 15 g，泽兰、八月札各 20 g，炒水红花子 30 g，水蛭 6 g，水煎服，每日 1 剂，分两次服，血小板将近正常时，改用中成药大黄蛰虫丸口服。

4. 疗效判断标准

完全缓解：临床表现及血小板数恢复正常；部分缓解：血小板数较治疗前下降 >50%，临床表现有所减轻；无效：达不到部分缓解。

5. 治疗结果

20 例患者接受中医药为主治疗 6 ~ 12 个月后，CR 8 例，PR 12 例，5 年随访无转化为白血病的病例，亦无其他并发症出现。

三、体会

原发性血小板增多症是一种原因不明的骨髓增生性疾病，依笔者的临床体会，血小板在 100 万左右时，应以中医药治疗为主，其有如下优势和特点：一是能迅速改善临床症状；二是可使羟基脲、甲异靛等西药逐渐减量，维持治疗半年至 1 年可将西药全部停掉，以中药取代，说明中药对抑制骨髓巨核细胞增生具有一定的作用；三是通过中药的整体调节，血小板功能和血管功能亦有一定的改善；四是在中医药运用方面，如血小板偏高伴热象，可加用清热解毒药物，如半枝莲、白花蛇舌草、山慈姑、龙葵、狗舌草、龙胆草以解体内热毒，可更有效地降低血小板。由于解毒之药，易伤脾胃，故同时应佐以生山药、炒白术、炒薏仁等药；五是血小板增多伴乏力、气短等气虚症状者不可使用人参、黄芪等温补之品，应使用五爪龙、金鹊根、绞股蓝等清补之品；六是血小板增多伴胸闷、肢体困重、舌苔白腻等湿象，可用藿梗、佩兰、荷叶；七是本组病例用中医药治疗后，无 1 例转化为白血病和合并其他疾病，说明中医药参与治疗本病，具有一定的效果，其机理尚待进一步揭示。

（本文发表于 2006 年第 1 期《中国中医基础医学》杂志）

第八节　调理脾胃升降治疗五脏病

明代医家张景岳曰："五脏中皆有脾气，而脾胃中亦有五脏之气。"这一观点说明了脾胃与五脏有密不可分的联系。

脾胃的功能特点之一就是升降运动，即脾胃将营养物质上归于肺，到达全身的上升运动和脾胃主收纳、腐熟水谷、传化水谷糟粕的下降运动。脾胃的一升一降，一运一纳，共同完成了饮食的消化吸收过程。关于脾胃升降理论，自《内经》中就有明确的记载，《素问·灵兰秘典论》指出："脾胃者，仓廪之官，五味出焉"。说明脾胃是受纳腐熟水谷，化生五谷精微的器官。《素问·经脉别论》又指出："饮入于胃，游溢精气，上属于脾，脾气散精，

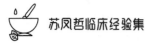

上归于肺，通调水道，下输膀胱，水津四布，五经并行……"说明了脾将营养物质上归于肺的升清运动。《素问·五脏别论》指出："胃、大肠、小肠、三焦、膀胱，此五者天气之所生也，其气象天，故泻而不藏，此受五脏浊气，名曰传化之府，此不能久留，输泻者也……"说明了胃传化物的下降运动。张仲景在《伤寒论》中将《内经》脾胃升降的理论运用于临床，认为脾胃居于中焦，连通上下，为升降之枢纽。因为脾主湿，易从寒化，胃主燥，易从热化，脾胃不和，则易产生寒热错杂症，故治疗上张仲景创立了辛开苦降之法，以半夏、生姜、甘草泻心汤治疗升降失常、寒热错杂之证。他还创立了养胃阴以和胃降逆的竹叶石膏汤、通腑泻热的三承气汤、治表湿应用的健脾升阳化湿的麻黄加术汤、降胃气以和解少阳的小柴胡汤，以及温中降逆治疗脾胃虚寒的理中汤等诸多调理脾胃升降的方子，可谓开调理脾胃升降治疗之先河。后世金元时期李东垣，创立了脾胃学说，在《脾胃论》中多篇论述了脾胃的升降问题，他认为脾胃升降障碍是百病形成的根源，指出："或下泄而久不能升，是有秋冬而无春夏，乃生长之用，陷于殒杀之气，而百病皆起；或久升而不降，亦病焉。"他认为脾气升发，则水谷之精气化生气血，有升然后才有降，如果升降悖逆，以致"清气不升，浊气不降，清浊相干，乱于胸中，使周身气血逆行而乱"，百病由生。脾胃升降失常，关键在于阳气的升发不足，阳气不能升发则阴火上冲，故治以升阳益气，泻火降浊的方法。他创制了补中益气汤、调脾胃泻阴火升阳汤等升阳泻火的方子，使用蔓荆子、葛根、升麻、柴胡等风药升阳除湿，同时创制了升降相因的通幽汤、升胃气降肺气的升阳益胃汤、升元气降阴火的制熟干地黄丸、升脾气除积滞的橘皮枳术丸、半夏枳术丸、木香人参生姜枳术丸等，为后世广为沿用。后世对于脾胃升降理论的阐发，皆宗李东垣之说，其弟子罗天益，治疗营卫失和外感，从调理脾胃升降入手，重用甘辛温补而慎用寒凉，即是在李东垣基础上发挥的。明·薛己受脾胃学说的影响，倡导"人以脾胃为本"，并将胃分为胃气、胃血，脾分为脾气、脾血，提出"命门火衰而脾土虚寒"，主张升阳补脾应从补肾入手。张景岳则强调脾胃与五脏的联系，认为"五脏中皆有脾气，而脾胃中亦皆有五脏之气，此其互为相使"，故脾胃升降失调，可导致五脏病，五脏有邪，亦可导致脾胃病；在治疗上提出："善治脾者，能调五脏，即所以治脾胃也；能治脾胃而使食进胃强，即所以安五脏也。"后贤李中梓明确提出"脾胃为后天之本"，同时强调脾胃升降的重要性，认为"明乎脏腑阴阳升降之理，凡病皆得其要领"，并主张补肾与理脾兼行。清代叶天士,崇脾胃学说,而将脾、胃分论,认为脾主藏,胃主通,运化主脾,受纳主胃,脾宜升则健,胃宜降则和,同时认为东垣大补阳气,重在治脾,仲景急下存阴,重在治胃。提出脾阳不足,胃有寒湿者,宜遵东垣法,温燥升运;而脾阳不亏,胃有燥火者,则应甘凉濡润,以养胃阴为主,进一步耗伤肝阴者,则以酸甘济阴法。叶氏将脾胃升降与润燥结合起来,不仅创新了胃阴说,更丰富了升降理论。后世吴瑭创立三焦辨证,尤重视中焦脾胃,提出湿热在中焦应清化宣畅的理论,将脾胃升降理论与湿热的治疗紧密结合起来,更丰富了脾胃升降学说。清代医家吴澄认为脾阴是脾气的物质基础,提出劳倦忧思,脾阴暗耗,内伤七情,五志化火,大病久病,五脏之阴大亏,皆可伤及脾阴的理论,认为脾阴不足则升降失司,其脾阴说是薛己脾气脾血说的进一步发挥,与叶天士胃阴说相应,补充和完善了李东垣的脾胃学说。

概言之,脾胃升降之说,源于《内经》,发展于仲景,成熟于金元,明清时期又得到了进一步发展。我的导师路志正先生采各家之说,参以己见,提出"持中央,运四旁,怡情志,调升降,顾润燥,纳化常"的调理脾胃十八字方针,并运用调脾胃学术思想灵活治疗五脏各科杂症。路老认为:"脾主中州,与胃相合,并与五脏相关",只有脾胃和,五脏安,气机通畅,阴平阳秘,才能纳化正常,身体健康。

脾胃的升降活动,不仅依赖本身功能的强健,还需要肝的升发条达,肺的肃降宣发,心火的下降温煦,肾阳的蒸腾及肾水的上济。朱丹溪云:"脾居坤静之德,而有乾健之运,能使心肺之阳降,肝肾之阴升,而成天地之泰。"说明脾胃居中,与五脏相系,是五脏升降运动的枢纽。

一、脾胃升降失调的病机演变

外感、情志所伤,饮食不节,劳逸过度,会影响脾胃的升降,出现升降反作,一方面清气不升,精微物质不能上达、输送到全身,出现"清气在下,则生飧泄"的病理现象;另一方面浊气不降,运化的代谢产物不能排出,出现"浊气在上,则生䐜胀"的病理表现。由于脾胃居于中焦,为上下升降之枢纽。脾胃气虚,升降失常,不仅脾胃本身,连带五脏六腑、四肢九窍,都会发生病变。如心主血,全赖脾胃化生的水谷精微物质的充养,脾不能升清则心血不足,久则心脾两虚,影响到全身的气血,气血不能安神则心烦不寐,不能滋养全身则神劳、气力不足。肺与脾同主气,"脾气散精,

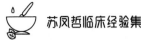

上归于肺",肺才能发挥正常的功能,如脾不能升清,肺就不能正常和降。李东垣指出:"脾胃虚,则肺最受病。"脾胃与肺为母子之脏,脾胃虚损,肺气会因之不足,亦即"土不生金",临证可出现气喘、倦怠懒言、四肢乏力等脾肺两虚的症状,路老治疗肺气不足常易感冒之人,常用补脾升清的方法,即"培土生金"法。脾胃与肾,具有先天温后天、后天补养先天的辩证关系。脾气不运,化生无源,日久及肾,以致肾气亦虚,或先天之气不足,不能资助后天,致脾肾气虚;日久脾肾之阳受损,可形成脾肾阳虚;脾胃之阴不足,日久累及肾阴,也可形成脾肾阴虚证;路老在治疗脾肾两虚之证时,常从调理脾胃入手,健运脾胃、化生精血以养肾。脾胃与肝在饮食的纳化,气机的调节,血液的生成、储藏方面有密切的联系。脾主生血,运化食物,调节全身气机的升降。肝主藏血,主疏泄,帮助饮食物的消化、传送,调畅情志与气机。若脾胃升降功能失常,可影响肝的疏泄,形成"土虚木壅"之证;脾失健运,生湿蕴热,可熏蒸肝胆,形成肝胆湿热;脾生血不足,肝无所藏可致肝血虚;进而肝不藏血,脾不统血,可见多种出血之证。肝气不舒可导致情志异常,而情志失常可导致气机不畅,首先会影响脾胃的升降功能。路老在治疗脾胃病时,常结合调肝之法,肝脾同调。脾胃为传化之官,与胆、小肠、大肠、三焦、膀胱均有密切的联系。如胆有促进饮食物消化的作用。若胆汁不足,则可影响脾胃的消化,反之脾胃湿热,也可累及胆,导致肝胆湿热;小肠将食物进一步消化,泌别清浊,清者由脾转于全身各部,浊者下注于大肠,或渗入于膀胱,成为大、小便排出体外,若小肠发生病变,不能泌别清浊,就会影响胃中食物的下降和脾的运化转输功能,出现小便的异常。大肠主要接受小肠所下传的浊物,经过吸收剩余的水液,变为粪便,排出体外。大肠发生病变,就会影响小肠、胃、脾的功能活动,使食物残渣不能变化成粪便而及时排出。脾胃运化不健,也可影响大肠的功能活动,使大肠传导失司,引起泄泻或便秘等。膀胱为贮尿和排尿的器官,《素问·灵兰秘典论》:"膀胱者,州都之官,津液藏焉,气化则能出矣。"水液经过胃的作用下传于膀胱,通过气化而排出体外,膀胱的气化不但与肾阳的温煦有关,与脾气也有关。如脾气虚弱,传输无权,则小便亦可发生异常,《灵枢·口问》篇说:"中气不足,溲便为之变"。三焦是上、中、下焦的总称,上焦包括心、肺,中焦包括脾、胃,下焦包括肝、肾。三焦的功能是总司气化,凡饮食的受纳、腐熟,水谷精微的输布,水液的代谢以及糟粕的排泄等,均与三焦有关,故《素问·灵兰秘典论》说:"三焦者，决渎之官，化物出焉。"在三焦的气化活动中，中焦起着转输的作用。脾胃有病，则三焦气化受阻，水液代谢壅滞，水湿泛滥可引起浮肿等多种疾病。总之，脾胃可影响其他脏腑，其他脏腑有病，也可影响到脾胃。《内经》中还指出："脾不及，令人九窍不通""九窍不利，肠胃之所生"。说明脾胃与肢体肌肤，四肢九窍关系密切。李东垣指出："饮食入胃，其营气上行，以输于心肺，以滋养上焦皮肤腠理之元气。"就能维持人体的正常，如脾胃内伤，升降失常，精微物质不能充养肌肤，则容易出现外感之症，李东垣把恶寒的病机解释为脾胃之气不足，"心肺无所禀受，皮肤间无阳，失其营卫之外护，故阳分皮毛之间虚弱，但见风见寒，或居处阴寒无日处，便恶之也"。李氏弟子罗天益进一步认为脾胃居中州，有"生育营卫，通行津液"的作用，脾胃运化失常则"营卫失所育，津液失所行"，营卫失和，可感受外邪而形成外感之症，治疗上应重点调理脾胃，使"脾胃健则营卫通"。

二、调理脾胃升降治疗冠心病

心与脾胃有多方位的联系，脾胃主受纳、运化水谷，乃多气多血之脏腑、为气血生化之源。心脏血脉中气血之盈亏，实由脾之盛衰而决定。其二是心与脾经脉相连，脾胃居于中焦，心脏居于上焦，从形体上看，以膈为界，互不相连，但二者之间以脾胃之支脉、大络、经筋紧密联系，经气互通，互相影响。其三在五行相生的关系上，脾胃属土，心属火，心与脾胃乃母子关系，若子病及母或子盗母气，均可因脾胃之失调而波及心脏。总之脾胃与心关系密切，脾胃失调可影响心脏。随着人们生活水平的提高，物质文明高度发达，人们常因过食肥甘厚味、起居无常、劳逸过度、工作精神压力大而造成脾胃失调，纳化失常，湿浊内生，水液代谢失常，这些均可引发血脂代谢的异常。脾胃主运化水液和精微物质，若饮食失常，损伤脾胃，则水液停留为湿，湿浊入脉，凝聚为痰，痰浊在血，与血中的异常代谢产物搏结则产生血瘀。湿、浊、痰、瘀等异常代谢产物阻塞脉道而形成高血脂，进而导致冠心病。因此，饮食失常是血脂代谢异常、冠心病发生的原因，其中脾胃失调是根本，湿浊是源头，痰浊是过渡，痰瘀是关键，所以，治疗冠心病不能仅着眼于心脏本身，依据"不通则痛"的道理而简单地治以攻逐、破散、疏通，而应从源头抓起，辨证求因，审因论治。从湿、浊、痰、瘀论治冠心病，标本兼治，重在治本。《医贯》指出："气郁而湿滞，湿滞而成热，热郁而成痰，痰滞而血不行。"湿聚生浊，浊留变为痰、痰阻成瘀，瘀又能生湿、变浊、化痰，四者互为因果，相兼为病，影响气血运行，导致冠心病的发生。因此立方应从湿、浊、痰、瘀入手，而重在湿、浊、痰。这与常用的活血化瘀法有所不同。曾治疗患者张某某，男性，58岁，主因左胸阵发性疼痛半年，于2012年3月初诊。患者年后由于劳累，突发生胸闷、心前区疼痛，经检查当地医院诊为冠心病心绞痛，曾用冠心苏合丸、复方丹参片、异山梨酯、中药汤剂治疗，一时缓解，但时有复发。特来求诊，刻下：患者心前区隐痛，胸闷，兼见心悸气短，倦怠乏力，失眠多梦，腹胀，纳呆食少，大便溏薄，面色萎黄，舌淡胖有齿痕，苔薄白，脉沉细小弦，重取无力，心电图呈ST-T段改变，中医诊断为胸痹心痛，证属中气不足，心脉痹阻，治以健脾益气，宁心通脉法。药用：太子参15g，生黄芪30g，炒苍术15g，干姜10g，炒白术10g，云茯苓12g，陈皮9g，砂仁6g，炒枳实10g，桂枝6g，白芍10g，丹参12g，炙甘草6g，炒枣仁12g，7剂，水煎服。药后胸痛次数减少，程度减轻，自觉体力有增，食欲增加，便溏消失，舌淡红，苔薄白，脉沉细。续以上法服药14剂，药后胸痛明显减轻，心悸、胸闷、气短、失眠均未发作。

三、调理脾胃升降治疗萎缩性胃炎

萎缩性胃炎是指胃黏膜表面反复受到损害后导致的黏膜固有腺体萎缩，甚至消失，黏膜肌层常见增厚的病理改变，常伴有肠上皮化生，炎性反应及不典型增生。慢性萎缩性胃炎多由慢性浅表性胃炎失治或误治转化而成，少数萎缩性胃炎可演变为胃癌。萎缩性胃炎主要表现为腹胀、胃脘隐痛不适、疲乏、消瘦、纳差、贫血等，属中医"痞满""胃脘痛"范畴。

中医认为脾胃虚弱、气机壅滞是慢性萎缩性胃炎的基本病机。本病的发生与饮食不节，情志内伤，劳倦过度有关。李东垣在《脾胃论》中指出："先由喜怒悲忧恐为五贼所伤，而后脾气不行，劳逸饮食不节继之，则元气乃伤。"饮食不节，情志内伤，劳倦过度导致脾胃升降失常，气机运行不畅，而出现胃脘部胀满、隐痛、纳差、乏力等症状。萎缩性胃炎初病在气，久则阴虚络瘀。治疗重点在于调气，恢复脾胃的升降功能。临床应选用具有健脾益气升清、和胃降逆、疏肝理气作用的药物，如太子参、竹节参、生黄芪、当归、炒白术、苏梗、荷梗、旋覆花、炒枳壳、白扁豆、山药、元胡、砂仁、白蔻仁、香附、佛手、八月札、绿萼梅等；肝失调达，气机郁滞，日久可化热伤阴，故在疏肝健脾基础上，要加入养阴清热药物，如沙参、石斛、麦冬、茵陈、知母、芦根、女贞子、旱莲草、枸杞子等；肝脾不和，升降失司，气血不畅，可造成气滞血瘀，胃络痹阻，故应加入活血通络之品，如丹参、川芎、赤芍、元胡、川楝子、姜黄、桃仁、鸡血藤、水红花子、益母草等。除药物治疗外，还要注意饮食规律，劳逸适度，保持心情舒畅，节郁怒，避免思虑太过，忌生冷、辛辣、煎煿及厚腻之品，避风寒，再配合药物可达到事半功倍的效果。尝治疗患者张某某，男，53 岁，2013 年 8 月初诊，患萎缩性胃炎已 3 年余，每因情志不遂而复发。刻下：胃脘胀满，饱食后疼痛，面色萎黄，睡眠欠佳，大便有时不成形，舌质暗红，苔根部厚腻，脉弦滑。西医诊断：萎缩性胃炎。中医诊断为胃脘痛。证属肝郁气滞、痰湿中阻。治以疏肝解郁、健脾祛湿法。药用太子参 15 g，生白术 15 g，生山药 20 g，炒薏苡仁 20 g，香附 12 g，郁金 10 g，厚朴花 12 g，姜半夏 9 g，鸡内金 10 g，高良姜 12 g，蒲公英 12 g，肉豆蔻 12 g，娑罗子 10 g。药后胃胀满疼痛即减轻。继以上方微调，14 剂。药后胃胀满消除，饮食正常。本证治以调情志、疏肝以祛除胃胀满疼痛，健脾益气以助运升清，降肺胃之气以和胃。随访胃胀满之证未再复发。

四、调理脾胃升降治疗肺病

"脾为后天之本"，在水液代谢中起着重要的作用。《内经》中指出："饮食入胃，游溢精气，上输于脾，脾气散精，上归于肺"，这是水液代谢的上输过程；"通调水道，下输膀胱，水精四布，五精并行"，这是水液下"谢"的过程；在整个水液代谢过程中，脾胃是关键。其次肺为水之上源，肾为主水之脏，两脏在水液代谢中，相互配合，共同调节人体的水液代谢活动。脾居中州，主运化水湿，其精微物质上润肺，下滋肾，在水液代谢和气机升降过程中，肺、脾、肾三脏相互协作，始能发挥其正常的生理功能。水液代谢异常则易形成水肿。张景岳指出："凡水肿病，乃肺脾肾三脏相干之病，盖水为至阴，故其本在肾，水化于气，故其标在肺，水惟畏土，故其制在脾。"说明了水肿的发生，以肾为本，肺为标，脾为中流砥柱的作用。关于水肿的治疗，清·喻嘉言在《医门法律》中认为，应"以实土为先务"。清·王九峰进一步指出："治水之法，禹功、疏凿虽善，然非赢弱所宜，虚则补中土，一定成法。"主张使用异功散和五苓散，治中虚补脾胃，培土制中，为治水湿之重要法门。

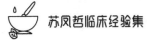

支气管哮喘出自肺、肾，但与脾关系尤为密切，脾气虚衰，运化无力，则聚湿为痰，停饮积水，正所谓"脾为生痰之源"，痰浊壅阻气道，肺气上逆而为喘，肾虚少纳而为促，甚者出多入少不能平卧。哮喘即与肺、脾、肾关系密切，治疗喘促之证，也重在补脾益气、温运中州，兼顾肺、肾。盖脾气健运，痰湿祛，咳喘平，精气自复，故在补脾中寓培土生金，助肾纳气之义。孟河医家费伯雄治疗金水亏虚，中土尤弱之咳痰，不能平卧，大便微溏，痰中夹血之症，以"平调中土，顺气涤痰"为主。又治疗秋燥伤肺，咳喘，痰中带血者，认为"内热便泄，形神日羸，饮食日少，肾损于下，肺损于上。上损从阳，下损从阴，上下交损，从乎中治。"咳喘带血，肺肾两伤，以异功散去茯苓，加生姜、山药、冬虫夏草主之，药后诸症即平。以上均说明肺肾两虚咳喘，从脾胃入手治疗，可兼顾两脏，起到根本的治疗作用。

曾治疗哮喘患者杨某某，女，60岁，主因哮喘20年，于2016年10月初诊。20年前出现哮喘，后每遇换季、感冒后诱发。刻下症见：喘息、喉中有痰鸣，咳嗽痰多，色黄质黏，胸闷气短，夜寐欠安，夜尿频多，腰酸，乏力，纳差，心烦急躁，大便干结，舌质紫暗，苔花剥，脉弦滑尺弱。中医辨证为哮喘，系肺、肾两虚，肺虚失于肃降，肾虚失于摄纳，脾胃气虚，湿浊中阻，痰阻气壅，上逆而喘，喘证日久，肺、脾、肾三脏皆虚，当以健脾益气、宣肺化痰、益肾纳气法治之。方以太子参12 g，生黄芪12 g，地龙12 g，炙麻黄6 g，生石膏20 g，浙贝母12 g，炒杏仁10 g，生山药15 g，姜半夏10 g，百部15 g，炒白术15 g，茯苓20 g，白果6 g，补骨脂12 g，南沙参12 g，僵蚕12 g，炒苏子12 g。药后患者喘促之症即明显减轻，继如法调理三月余，喘息未再发作。是例说明肺肾同病，从脾论治，化湿清化痰热，乃治病求本之法。通过调理脾胃之升降，使肺得清肃，肾得受纳，三脏功能恢复则喘自平。

五、调理脾胃升降治疗肝病

肝主疏泄，一指疏泄情志，二指调畅气机。肝脏的疏泄功能正常，则气机调畅，气血调和，经脉通利，则精微物质的化生、输布，水液的代谢，脏腑器官的活动正常、协调。脾胃为后天之本，气血生化之源，位居中焦，连通上下左右，为气机升降的枢纽。脾胃升降的协调，完成了饮食物的受纳、消化、输布、排泄过程，使精微物质到达全身。在水液的代谢中，脾胃起着重要的转输作用。肝气参与脾胃的升降活动，只有肝的疏泄正常，脾胃才得以正常升降，食物的传输、水液的代谢方正常。反之，肝的疏泄异常，就会影响胆汁的生成与排泄，导致脾胃升降功能的紊乱，肝气犯脾，脾气不生，清气不能上荣于头则头晕；清浊并走于肠则为泄泻；肝气犯胃，影响胃的和降，浊气不降，上逆则为恶心、嗳气、呃逆；肝气犯脾胃，升降失司，脾失运化，胃失受纳，则纳呆、食欲不振；中焦气机阻滞，则为脘腹胀满、疼痛。

肝气郁结可犯脾胃造成脾胃功能虚弱，形成"木克脾土"；脾胃虚弱更容易影响肝的疏泄，造成"土虚木郁"。肝和脾胃相互影响，非脾气上行，则肝气不升，非胃气下行，则胆气不降。临证中，肝的病变很容易犯脾，出现脾胃失和的症状，另一方面，脾胃的病变，又很容易影响肝的疏泄，出现气机阻滞的症状，如胸胁胀满、乳房胀痛、月经不调、急躁易怒等。故治疗上，治肝必护脾胃，治脾胃也必调肝。

尝治患者王某某，男，45 岁，主因肝区疼痛、乏力、便溏，于 2017 年 5 月来诊。曾经西医诊断为肝炎，他人以清热解毒、疏肝理气为法治疗，其症不减而转来求诊。证见：右胁胀痛，腹满便溏，食欲不振，倦怠乏力，小便量少而黄，夜寐不安，望之形体肥胖，两目无神，舌质暗红，苔薄腻微黄，脉濡数。证属肝郁脾虚，湿热内蕴。治以疏肝健脾化湿法。以茵陈五苓散加减化裁，方药：茵陈 30 g，荷叶 12 g，茯苓 15 g，苍术 9 g，泽泻 15 g，猪苓 15 g，干姜 12 g，白蔻 9 g（后下），炒薏仁 15 g，车前草 12 g，郁金 9 g，7 剂，水煎服。药后肝区胀痛减轻，饮食渐增，大便稀溏改善，夜寐稍安。后以养肝实脾，化湿和胃为法，续进 14 剂，化验肝功能正常，诸症消失。本案重在疏肝气，助中州运化，使肝气疏泄正常，脾胃升降得复，则诸症消失。

六、调理脾胃升降治疗肾病

肾内寓元阴元阳，为先天之本。肾阳可温煦脾阳，激发、推动脾的运化功能。肾阴可滋养脾阴而发挥正常的功能，但肾精必须得到脾运化的水谷精微之气不断资生化育，才能充盛不衰。两脏为先天与后天的关系，又在水液代谢过程中，肺为水之上源，肾为主水之脏，脾位中州，三脏相互协调，共同完成水液的代谢，如三者功能失常，则可形成水肿。治疗肾炎水肿，常宗"其本在肾，其标在肺，其制在脾"的原则。以健脾益气制水为正治之法，健脾温肾、健脾肃肺为权变法。如治疗慢性肾炎患者梁某某，男，41 岁，主因患慢性肾炎 10 年，于 2015 年 4 月求诊。刻下症见：面部浮肿，腰酸乏力，胃胀，口干欲饮，大便干燥，舌体偏胖、边有齿痕，苔白腻，质暗滞，脉弦滑。化验尿蛋白 2＋。证属脾肾虚化源不足，气化失司而水湿内停。治以健脾补肾，祛湿利水。方药：太子参 15 g，西洋参 10 g（先下），生白术 30 g，厚朴花 12 g，滑石 15 g，瓜蒌 30 g，荷梗 10 g，茯苓 20 g，砂仁 8 g，炒薏苡仁 20 g，炒杏仁 10 g，肉苁蓉 30 g，补骨脂 12 g，炒枳实 15 g，六一散 30 g（包），药后胃胀减轻，口干疲劳亦好转，大便不干。继以上法调理 3 个月，诸症消失，化验结果也恢复正常。

第九节　五脏通便法浅述

一、心与魄门

《灵枢·邪客》曰："心者，五脏六腑之大主也，精神之所舍也"，《素问·灵兰秘典论》曰："心者，君主之官，神明出焉……主不明则十二官危，使道闭塞而不通。"心主神明，为五脏六腑之大主，控制、协调脏腑功能，魄门启闭亦依赖于心神的主宰。尤以心阳虚衰为重，心神主宰失调，魄门启闭失常，大便失常，甚者数日不解。临证应强调心理调适的重要性，同时切记不要忽视便意，养成良好的排便习惯。

案例：陈某某，女，35 岁，私企销售人员，2015 年 5 月 20 日初诊。患者由于工作压力大，常感精神紧张。每当工作紧张，情绪急躁，即大便干硬，无便意。来诊：大便 5 日未行，无便意，睡眠不安，多梦心烦，面色红润，舌尖偏红、苔薄微黄，脉细数。本案乃心火偏亢，扰动心神，心神主宰魄门失职。治当调摄心神。鉴于心火偏亢之象，宜采用清心安神、润肠通便法。以朱砂安神丸加减。处方：夜交藤 30 g，黄连 10 g，生地 15 g，当归 15 g，酸枣仁 20 g，柏子仁 10 g，生白术 30 g，生甘草 8 g，朱砂 0.5 g（温开水冲服）。常法煎服。

二诊：患者服 3 剂，睡眠佳，神清气爽，未服其他通便药物，解下大便 1 次。上方黄连改为 6 g 连服 14 剂，大便每日一行，质软。嘱其每于紧张失眠时，服用朱砂安神丸，中病即止。随访 1 年，未发便秘。

三诊：大便正常，稍有气短，嘱长期服用黄芪口服液调理。随诊 1 年未发便秘。

按语：心为火脏，可移热于小肠，致使小肠吸收、化物功能亢进而引起便秘。朱砂体阳而性阴，寒能清热，以制浮越之火；黄连味苦性寒，可清热除烦。二药配合，一镇一清，共具清热除烦、泻火安神之功，为君药。壮火之主，耗气伤津，用当归、生地，一补其耗伤之阴血，一滋其肾水，使心血足而下承于肾，肾阴足而上交于心，水火相济，共为辅助。夜交藤养血安神；酸枣仁、柏子仁润肠通便；生白术健脾和胃、顾护中焦，增加肠道蠕动；甘草调和诸药。合而成方，一泻偏盛之火，一补不足之阴血，使心火下降、阴血上承，标本兼顾，共奏清心安神、润肠通便之功。

二、肺与魄门

肺主气，司呼吸，主治节。肺与大肠相表里，生理上相互为用，病理上相互影响。《灵枢·本输》曰："肺合大肠，大肠者，传道之腑。"肺之宣发功能是保证津液、水谷精微布散全身的关键。肺与大肠相表里，经脉上相互络属，肺之宣发是大肠濡润与运化之基础。大肠传导赖于肺气肃降。一方面，肺气肃降，通调气机，下助大肠传导糟粕。唐容川《医经精义·脏腑之官》所云："大肠之所以能传道者，以其为肺之腑，肺气下达，故能传道。"另一方面，肺气肃降，通调津液到大肠，使大肠润而不燥，以利传导糟粕。肺气肃降，则魄门开合有度。

案例：王某某，男，67岁，退休工人，2016年9月16日就诊。患者便秘十年，每次大便必用开塞露，且用量越来越大。证见：大便干结，6～8日一行，临厕困难，努挣方出，便后乏力，面色淡白，气短懒言，舌淡、苔薄，脉细弱。辨证属心肺气虚，肺宣发肃降功能失常，不能正常敷布津液，导致便秘。治以补气润肠为治疗原则。自拟益气行舟汤。处方：党参25 g，玄参30 g，当归20 g，火麻仁15 g，桑葚15 g，炙升麻10 g，杏仁10 g，桔梗10 g，黄芪30 g，山药30 g，生白术25 g。7剂。水煎服，每日1剂。

二诊：大便已不干硬，排便仍困难，2～3日一行，便后仍乏力，气短懒言，前方加党参10 g，生白术改为炒白术20 g，14剂。

三诊：大便正常，稍有气短，嘱长期服用黄芪口服液调理。随诊1年未发便秘。

按语：肺为华盖，主宣发肃降，将脾胃转输的津液和水谷精微布散于周身，濡润五脏六腑。若肺宣发和肃降功能失常，则不能正常输布津液，大肠失于濡润，无水行舟，致便秘。唐容川《血证论·便闭》指出"肺气不降则便结"。本方以杏仁、桔梗为君药。杏仁性苦归肺、大肠经，质润滑肠，具有润肠通便之功，故常用于各种肠燥便秘之证。桔梗苦、辛、平，归肺经，可宣通肺气而通二便，叶天士《临证指南医案》采用"但开降上焦肺气"，使"上焦开泄，下窍自通"，治疗便秘。杏仁与桔梗配伍，一升一降，使肺宣发和肃降功能正常，津液得以敷布。另外，党参、黄芪补气以增加肠道推动力，升麻协同党参、黄芪升举清阳为使，陈莲舫《陈莲舫医案》说："上焦肺失宣化，下焦肠液就枯。"玄参、桑甚、当归增液养血，有水舟自行，生白术、山药健脾和胃、顾护中焦，增加肠道蠕动。全方合用，药证相符，共奏奇功。

三、脾与魄门

脾胃居于中焦，为气机升降枢纽，魄门的启闭亦有赖于脾胃升降协调。脾胃为气血生化之源。脾主升，胃主降，脾胃互为表里。脾喜阳，冒喜阴，脾气健运，气旺血生，肠道濡润：清者升，浊者降，则大便正常。若平素脾胃虚弱，气血生化乏源，气虚则运化不足，无力推便下行；阴血不足，肠道无以滋润，致大便艰涩不畅，甚则秘结不通。《素问·经脉别论》云"脾气散精"，即指脾有运化水谷精微的作用。脾胃与魄门的关系最为直接。魄门的启闭依赖脾气的升提与胃气的通降。晋·王叔和《脉经》"病先发于脾，闭塞不通"，认为脾胃病变不论虚实均可导致便秘。

案例：张某某，女，73岁，2017年5月14日就诊。患者大便困难十年，粪便量少，平均5~10天排便1次，常伴头晕、眼花、失眠、体倦、口干、舌燥，常口服各种泻剂或用开塞露塞肛治疗。诊见：形体消瘦，面色苍白，气短乏力，时有呕逆，舌胖嫩、苔薄白，脉细弱。辨证属中气亏虚，津液不足。治当健脾益气，养阴生津。拟补中益气汤加减。处方：黄芪50 g，党参30 g，生白术50 g，陈皮12 g，升麻8 g，当归25 g，麦冬25 g，桃仁12 g，杏仁12 g，炙甘草9 g。7剂，水煎服，每日1剂，分早晚2次服。治疗半月，临床症状缓解，大便通畅，嘱以补中益气丸调补，适当运动。

按语：补中益气汤出自名医李东垣《脾胃论》，具有健脾益肾、温阳养血、润燥补气之功。方中黄芪补中益气、升阳固表为君；党参、白术、甘草甘温益气，补益脾胃为臣；陈皮调理气机，麦冬滋阴生津、增水行舟，当归、桃仁养血润燥通便为佐；杏仁宣肺润肠，升麻协同党参、黄芪升举清阳为使。诸药合用，共奏益气养阴、健脾养肺、润肠通便之效。综合全方，一则补气健脾，使后天生化有源，脾胃气虚诸证自可痊愈；一则养血生津，水足则舟行无阻。

四、肝与魄门

肝主疏泄，调畅气机、情志，促进气机升降出入，调节魄门启闭。周学海谓："肝者，贯阴阳，统气血，居贞元之间，握升降之枢者也"，故为"升降发始之根也"。《素问》曰："左右者，阴阳之道路也"，平调阴阳，必重调节一气升降之道路"肝肺"，肝气左升为阳，肺气右降为阴，升降有序则气机周流。肝脏通过调节气机之升降，时刻影响大肠的传导功能。肝木疏达脾土，使大肠传导有节，魄门启闭正常。肝之疏泄，能促进大便排泄有度，肝郁不畅，大肠传导失职，则大便秘结，欲便不出。故《医学入门》指出："肝与大肠相通，肝病宜疏导大肠，大肠病宜平肝经为主。"苏师临诊时，特别强调对患者不良情绪的调节。

案例：周某某，女，32 岁，教师，2016 年 10 月 10 日就诊。大便干硬多年，3～5 天一次，经常使用泻药。情绪烦躁，胁肋胀痛，每于经期便秘加重，月经周期延后，经色暗，血块多，经行腹痛，舌质淡红、无苔，脉弦细。此为肝郁气虚，津亏便秘。治以疏肝解郁，补气养阴，润肠通便。拟滋水清肝饮加减。处方：白芍 30 g，醋柴胡 6 g，生白术 30 g，丹皮 12 g，栀子 15 g，生地 30 g，山萸肉 15 g，当归 20 g，生、熟地黄各 20 g，山药 30 g，泽泻 15 g，茯苓 15 g，甘草 7 g。5 剂，水煎服，日 1 剂，早晚 2 次，温服。

二诊：大便每日一行，排便畅快。原方继服 14 剂，诸症好转。嘱其逍遥丸调理 3 个月，未再发生便秘。

按语：本病属虚实兼杂之证，有明显情绪表现，加之月经异常，主证为肝气郁结。柴胡疏肝解郁，量不宜大，以防劫阴；又有当归、白芍养血柔肝，尤其当归之芳香可以行气，味甘可以缓急，更是肝郁血虚之要药；白术、山药、茯苓健脾和胃，使运化有权，气血有源；山萸肉补肝益肾；牡丹皮、栀子泻君相之伏火，凉血退蒸；炙甘草益气补中，缓肝之急，为佐使之品；生、熟地黄滋阴补肾，生血生精；泽泻泻膀胱水邪。如此配伍既补肝体，又助肝用，气血兼顾，通中寓补，脏腑兼顾。

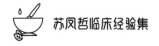

五、肾与魄门

肾主气化，司二便，大肠传导赖于肾之气化。《素问·水热穴论》云："肾者，胃之关也。"胃降浊最终经二阴排出，肾开窍于二阴，司二便，故为"胃之关"。肾开窍于二阴，肾藏精而主五液，肾阴不足，则津液亏乏而便燥；肾阳不足，则传导无力而便涩。因此肾之阴阳失调，开合失司，必致大便异常。

案例：刘某某，男，71 岁，2017 年 12 月 9 日就诊。患者素有大便干硬十余年，艰涩难出，常用泻药。诊见：面色少华，四肢不温，喜热怕冷，腹中冷痛，腰脊酸冷，小便清长，舌淡苔白，脉沉迟。患者年老体弱，肾元亏虚、命门火衰，不能温阳化气，鼓动无力，肠腑动气不足而成便秘。治以温肾养血，润肠通便。拟济川煎加味。处方：肉苁蓉 30 g，牛膝 15 g，当归 12 g，升麻 5 g，枳壳 6 g，党参 10 g，锁阳 10 g，核桃仁 15 g，制附子 10 g，炙甘草 5 g。7 剂，水煎服，日 1 剂，早晚 2 次温服。

二诊：大便通畅，但粪质仍干，余症缓解，上方去枳壳、党参，加黄芪 30 g，继服 12 剂。后诸症渐消，嘱服桂附地黄丸调理。

按语：凡阳虚体弱，或高年体衰，则阴寒内生，留于肠胃，于是凝阴固结，阳气不通，津液不行，肠道失司，引起便秘。济川煎出自《景岳全书》，用以治疗老年肾虚之便秘。本方中肉苁蓉、锁阳、制附子、核桃仁味甘性温，功能温肾益精，润肠通便；当归补血润燥，润肠通便；牛膝补益肝肾，强壮腰膝，性善下行；枳壳下气宽肠而助通便；党参、黄芪健脾益肺；升麻以升清阳，清阳升则浊阴自降，相反相成，以助通便之效。患者年老病久，津液自亏，故不用泽泻，以防更伤津液。诸药合用，既可温肾益精治其本，又能润肠通便以治标。用药灵巧，补中有泻，降中有升。张景岳称此方是"用通于补之剂"。

六、结语

《素问·五脏别论》："魄门亦为五脏使"，即魄门的启闭功能受五脏之气的调节，其启闭正常与否又影响着脏腑气机的升降及脏腑的功能是否正常。故《素问·五脏别论》云"凡治病，必察其下"，即观察患者大便是否正常，以辨别疾病虚实、气血阴阳盛衰，判断患者预后吉凶。魄门启闭正常与否，不仅反映着脏腑的功能状态，同时还影响脏腑功能的发挥。因此临床治疗中，对于因脏腑病引起的便秘，固然应治脏腑之病，以求其本；但是当有因大便失调而直接影响脏腑功能恢复的情况，则应急先调治其大便，以治其标。《素问·标本病传论》指出"小大不利治其标，小大利治其本"，这些都是"魄门亦为五脏使"理论在治疗方面的体现。

（本文发表于 2019 年第 1 期《健康必读》杂志）

第十节　顺应四时疗法

中医治病，强调以整体恒动观、三因制宜中医辩证思维方法指导临床，临诊注重人体内环境的统一及人与自然的内外和谐，尤其重视自然界四时气候对人体的影响，主张辨证应遵循因时制宜的原则，处方用药结合四时季节气候变化特点，从整体恒动、天人相应角度，实施有效治疗。

因时制宜原则是中医的特色和优势之一，"时"，一指自然界时令气候；二指自然界的时间节律变化，不同的时令在一定程度上影响着人的生理活动和病理变化，治疗疾病时应充分考虑时令气候的影响，制定适宜的治法、方药。这一理论体系在《内经》时代就已形成。《素问·宝命全形篇》载："人以天地之气生，四时之法成""人能应四时者，天地为之父母。"，说明人与自然息息相关，自然界四时气候变化对人体的气血阴阳有一定的影响，故主张临诊"必先岁气、无伐天和"。《素问·五常政大论篇》曰"圣人治病，必知天之阴阳，四时之经纪"，治疗应"因天时而调血气"。《素问·八正神明论》，强调天时因素在医疗实践中的重要作用。李东垣在继承《内经》学术思想基础上，灵活运用同时制宜原则，在辨证、立法、用药诸方面，均考虑到时令因素的影响，在其著作中以大量的篇幅论述了因时制宜的临床经验。笔者深刻领会李东垣因时制宜治疗思想，并以此指导临床应用，兹将应用体会总结如下。

一、立法处方、顺应四时

"人以天地之气生，四时之法成。"人体的生命活动随自然界气候、季节变化而出现相应的节律变化，如人体阴阳盛衰的变化、气血运行、脉象的波动，无不与四时季节气候密切相关。四季寒热温凉的变化，直接影响着疾病的发生、发展和演变。故临诊"必先岁气"，审时令，察病情，辨体质，

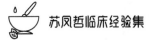

析证候，依据时令气候的变化，确定治疗方法。刘河间谓"当顺时令而调阴阳"；朱丹溪谓："若失四时寒热温凉之宜，乃医家之大误。"李东垣强调用药当随季节气候变化而取舍。金元四家在临证中处处体现了天人相应、顺应四时的治疗思想。

1. 法宗时令

天时因素对人体的影响，既有四季寒热温凉、升降浮沉的节律变化，又有阴阳盛衰、气血运行的昼夜变化，故临证当把时令气候的寒热与疾病的性质有机地结合起来，依据四时气候变化特点，确定相应的治疗方法，如春天大地回暖，冰雪消融，万物复苏，阳气升发，中医认为春季与肝气相应，肝喜条达而恶抑郁，春天阳气升发，肝气应之，如升太过，则可产生肝气过旺、内热的临床表现。肝旺又很容易克脾土而引起脾胃病，故从春季气候变化与脏腑功能联系的特点看，应以养肝、疏肝、护脾为原则。用药应遵孙思邈所言："春七十二日，省酸增甘，以养脾气。"尝治脑中风患者，先以化痰祛瘀通腑之法，病情稳定，肢体逐渐恢复正常，值立春时分，患者出现颜面浮红、急躁易怒、口干、血压不稳等症。此乃春季来临，阳气升发，肝火内盛所致，有动风之象，遂以清肝潜阳熄风为法，药后患者诸症消失，病情稳定。春季肝旺，易克脾土，素脾胃虚弱或原有脾胃宿疾者，立春后很容易因气候的影响及饮食不节、情志失调而诱发。曾治浅表性胃炎患者，经中药调理病情已控制，立春后由于饮食增多，活动减少，复出现胃中不适、胃胀泛酸、呃逆、口干、睡眠欠佳、大便溏、苔薄、脉弦细等症。春季来临，阳气升发太过，致肝旺克脾土，复因多食少动，脾胃运化失司，致胃病复发，遂以疏肝清热、健脾和胃法治疗。药用：素馨花、青蒿、炒白术、厚朴花、半夏、黄连、茵陈、郁金、醋元胡、焦三仙、石见穿、娑罗子、九香虫、炒枳实、炒薏苡仁、瓦楞粉等，药后诸症消失，睡眠、便溏等亦明显改善。春季风大，气候干燥，水分大量丢失，可致胃肠积热，常见咽痛、口疮、口苦、鼻衄、便秘等症状。尝治反复发作口腔溃疡患者，每春季复发，伴口干、口苦、便秘、心烦躁等症。今人饮食肥甘，胃肠积热，冬季室内温暖，蓄热于中，春季阳气升发之时，肝气偏旺，引动胃火，故口疮复发。治疗以清胃热平肝法。药用：藿香、防风、焦栀子、生石膏、黄连、生地、丹皮、当归、菊花、柴胡、薄荷、芦根等，散发郁热，清胃平肝，药后口腔溃疡即消。

2. 应四时立法

《素问·五常政大论》："西北之气散而寒之，东南之气收而温之，所谓同病异治也。"同一疾病，在不同的地域、不同的时令，可显示出不同的证候，故"不知年之所加，气之同异，不足以言生化"，治疗上应遵循"天人合一"的原则，"化不可代，时不可违"，充分考虑到地理环境和季节气候的变化，"必同其气，可使平之"，法取于时，采取不同的治疗原则。如对不寐的治疗，认为一年四时均可发生不寐，但由于四时季节的不同而引起人体阴阳气血变化的不同，治疗上有很大的区别，如夏暑之季，素体元气亏乏之人，感受暑邪，暑热之邪乘虚而入，暑与心火同气，暑气通心，心主血属营，暑热内扰于营分，可发生不寐，此不寐治疗当以清暑益气为主。如兼见肺胃阴伤者，则应以李东垣清暑益气合叶天士养胃阴补肺气法治之。暑热伤津，致胆气不宁者，应以清暑益气，温胆宁神为法。暑湿弥漫，困于脾胃，扰动心神者，应以清暑益气，化浊祛湿为治。如不寐发生于秋季，由于秋主燥，内应于肺，感受燥邪，燥热伤津，肺失宣降，痰阻气逆，心神扰动，治疗应以清燥润肺宁心为法。如燥邪犯肺，肺气上逆，胆气不疏者，治以清燥润肺，温胆宁神法。素有痰湿，燥邪伤肺，痰阻气机，宜清燥润肺，化痰止咳。冬季气候寒冷，发生不寐者，多由于体质素虚，肾气不足，风寒侵袭，由于"太阳脉行，由背抵腰，外来风寒，先伤阳经"，太阳受之，寒凝血脉，经气不利，气血阻滞，心神失宁，以致不寐。治以疏通太阳经气，补气血，佐益肾为法。临床辨证，即使同一疾病，处于不同的季节，病证与时令相关者，即应依时令立法，充分体现因时制宜的学术思想。

3. 审四时用药

李东垣指出"凡用药，若不本四时，以顺为逆。四时者，是春升、夏浮、秋降、冬沉，乃天地之升浮化降沉，化者，脾土中造化也，是为四时之宜也。"李东垣告诫我们处方用药应结合时令气候的寒热而恰当地选择，使药物的作用合于人体生理病理节律变化，以取得最佳治疗效果。如春季阳气升发，宜以调肝护脾为大法。调理肝气，常以清肝、柔肝、疏肝为主，选用白芍、郁金、佛手、八月札、素馨花、醋元胡、绿萼梅、娑罗子、玫瑰花、代代花、天麻、钩藤、菊花、金蝉花、茵陈、牛膝、羚羊角、桑叶、赤芍等。结合春季阳气升发，易于上火的特点，在辨证用药的同时，还可配合茶饮，清热养阴生津，药用玉蝴蝶、凤凰衣、薄荷、枇杷叶、麦冬、白茅根、芦根、金银花、金莲花等。夏季气候炎热，汗孔开泄，多伤气阴，且暑多夹湿，湿热为患居多，夏季用药多加清暑益气化湿之品，如生石膏、知母、金银花、连翘、西洋参、五爪龙、太子参、荷叶、荷梗、藿香、藿梗、苏梗、佩兰、茵陈、金蝉花、石见穿、秦艽、晚蚕沙、六一散等；秋季气候转凉，秋高气爽，燥盛则干，易伤阴液，深秋时期，万物萧条，宜收敛神气。在九月以后，辨证多以燥为主线，药用沙参、麦冬、川贝、杏仁、百合、元参、石斛、玉竹、黄精、白芍、枸杞子、女贞子、芦根、太子参、阿胶珠等养阴润燥、益气保津；冬季天寒地冻，草木凋零，万物闭藏，阴气较盛，气候寒冷，风寒湿易合邪侵犯人体，故冬季用药应注重固护阳气、温阳散寒，同时结合祛风除湿，常用药物：桑枝、桑寄生、炒杜仲、仙茅、仙灵脾、肉苁蓉、威灵仙、豨莶草、羌活、荆芥、狗脊、巴戟天、紫河车、炒白术、防己等。

4. 加减顺四时

四季气候变化不同，患者感邪不同，临床用药各异，用药加减亦应考虑四时的气候变化。如治疗外感，在春暖多风之际，应在疏风清热解表同时，酌加炒白术、白茅根、芦根、生黄芪等益气固卫护津之剂；如遇阴雨天气，应考虑湿邪作祟，以芳化温通药物，宣畅气机，透达表邪，酌加藿梗、荷梗、佩兰、厚朴花、苏梗等。若治疗泄泻患者，在多雨之际，应注意健脾益气祛湿，用生白术、桂白芍（桂枝伴炒白芍）、生山药、炒薏苡仁、茯苓、杏仁等和中化湿以止泻；在冰雪寒冷之际，则应注重温阳护脾肾，加吴茱萸、肉豆蔻、补骨脂、干姜等温中散寒药而收止泻之功。又在气候当寒反温之时，应在温阳散寒药中伍清热之品；当暖反凉之时应在清热药中伍温补之剂；当雨而旱应酌加养阴益气之品；当晴而阴雨连绵之际应加重祛湿药物。时间医学研究成果表明，由于给药时间或季节的不同，相同剂量的药物其作用的强度可有很大的差异。

二、四季皆有湿、治疗应顺时

1. 四季皆有湿

我的导师路志正先生，在二十世纪七十年代就提出："百病皆由湿作祟""四季皆可湿为患"的观点，清代很多医家也从这种说法。如雷丰云"土寄于四季之末，四时皆有湿病"，王孟英认为"湿无定位，分旺四季"，朱丹溪有"六气之中，湿热为重"，叶天士身居水乡，明确指出"吾吴湿邪害人最广"，《时病论》又指出：湿为病者有六，曰伤湿、中湿、冒湿、湿热、寒湿、湿温。路老认为，湿病不惟南方独有，北方亦不少见，只是感邪途径有异，受侵脏腑有别而已。特别是现在，人们工作节律加快，生活水平提高，饮食谱的改变，致使饥饱不调之人增多，过饮茶酒冷饮、过嗜肥甘之人日众，冰箱、冰柜、空调的普及，恣食生冷者随处可见，致使脾胃受损，中阳困遏，水湿停聚有增无减，故内湿、外湿之证日渐增多。尝言北方干燥，方多湿，路老认为由于全球气候变暖，湿度增大，节令有变，饮食结构亦不同，故一年四季均可多湿为患。如春天气候变暖，立春雨水节后，冰雪融化，土地潮湿，气温回升，地中湿热之气郁蒸，酿成湿热，湿热秽浊毒邪，借春风吹拂，成为传播疾病的媒介，若素体虚弱，正气不足，极易感受寒湿、风湿之邪而诱发疾病。另春气升发，肝气扼张，肝气克脾，木火刑金，皆可致痰湿为患。夏天气候炎热，人体腠理常开，动则汗湿沾衣，加之暑期气温高，雨水多，湿度大，昼长夜短，睡眠少，食欲差，人体极易疲劳，又贪凉饮冷，冷水洗浴等，致暑湿、湿热之邪乘虚而入，伤人于冥冥之中，刘河间云："六月湿气太甚""湿病本不自生，因于火热怫郁，水液不得宣通，即停滞而生水湿也"，故夏季多见暑湿。秋季金风送爽，气候转凉，草木黄落，燥邪当令，昼短夜长，但暑热余焰未熄，仍有高温、高湿的天气，令人闷热烦躁，霜降节至，天气转凉，万木萧瑟，空气中水汽凝结成白霜，故曰霜降。雷丰《时病论》曰："湿气在于秋分之前，燥气在于秋分之后"，故初秋仍有暑湿存在。冬天大地冰封，气候寒冷，地上水湿无以蒸发，凛冽风寒湿之邪侵袭人体，对人体肢节肌肉筋脉造成危害，《素问·六元正纪大论》云："寒湿之气搏于气交，民病寒湿，发肌肉萎，足萎不收，濡泻血溢。"冬季室内暖气空调，膏粱厚味，饮食增多，活动减少，内蕴湿热，患湿阻之人亦不少见。总而言之，南北地域，四时节气，湿邪无时无处不伤人为患。

2. 审时令辨湿证

湿邪为患具有多元性特点，不但四季皆有湿，临床湿证亦颇为多见，故治疗上应审时令，并在复杂的病证中，依据症状、舌苔、脉象综合分析，明确湿邪阻滞部位及寒热虚实，使湿祛正安。如对于眩晕的治疗，《内经》："因于湿，首如裹"，湿邪蒙蔽或湿热熏蒸，则头晕沉重，以湿为病因者，称作"湿晕"，湿晕可发生于四季。尝治患者刘某，男，37 岁，于 3 月感冒后，出现头晕目眩，视物旋转，时有恶心，经反复治疗不解，求诊于中医，证见：头晕恶心，周身倦怠，头胀，精神萎靡，困倦嗜卧，睡眠可，纳食一般，舌苔白腻，脉濡。平素嗜酒，有饮冷水习惯。四诊合参，诊为平素湿邪内蕴，值春季感受风邪，与湿相搏，风湿束于肌表，上蒙清窍所致。治以散风祛湿，健脾利水。药用秦艽、防风、防己、蔓荆子、炒蒺藜、葛根、当归、海风藤、大腹皮、炒苍术、杏仁等。经服药 7 剂后，头晕即缓解，继如前法调理而愈。

3. 调脾祛湿

湿邪害人，易感人群以脾气先虚或痰湿体质为多，内湿、外湿互为因果，形成恶性循环。治湿之法，常以温、燥、化、宣、通、渗为主，兼调脏腑气机。温法，主要用于寒湿，或湿温中佐药，意在通阳，药如桂枝、细辛、干姜等；燥法，分苦温燥湿，如苍术、厚朴、半夏等和苦寒燥湿如黄柏、黄连、黄芩等；化法即芳香化湿，药如藿香、佩兰、荷叶等；宣法即宣发肺气和宣散郁结，药如杏仁、浙贝、苏叶、蝉衣等；通法指通阳、疏导、宣通三焦气机，药选归经于肺、脾、肾之品，属上、中、下三焦相结合而治的方法，药如藿梗、苏梗、木香等；渗法，指用淡渗之品，引邪从小便而出，药如茯苓、薏苡仁、车前子等；治湿往往多法同用，上、中、下三焦同治，宣上、调中、渗下并施，但常以中焦为重点，调理脾胃为主线。

三、结语

顺应四时治疗思想，源于《内经》，法效于东垣，后世多家又进行了发挥。在临诊中，注重五脏的内在联系，灵活地将天、地、人有机结合起来，立法处方，顺应四时，用药法度，注重时令，随时令的变化，灵活加减用药。根据四季多湿的观点，审时令，辨湿邪，强调治湿以调脾为主线。这种天人合一，顺应四时治疗的思想，有待进一步传承发扬。

第二章　临证精华

第一节　中医治疗急性白血病

急性白血病是获得性造血祖细胞突变而引起的克隆性疾病，特点为骨髓中某系原始、幼稚的细胞明显增生而分化受阻，同时抑制正常造血。外周血白细胞有量与质的异常，常伴贫血和血小板减少。临床主要表现为发热、感染、出血及脏器的白血病细胞浸润。急性白血病的西医治疗以化疗、骨髓移植、基因、免疫治疗为主要手段。中医药可在一定程度上抑制白血病细胞的增生，诱导白血病细胞分化，介导白血病细胞凋亡，并可提高化疗药的敏感性，逆转多药耐药，有效地治疗并发症，通过增强人体免疫力，提高免疫介导功能，清除残留的白血病细胞。故中医药在急性白血病的治疗中仍有用武之地。笔者通过临床体会，浅谈一下白血病的治疗思路。

一、中医药为主治疗急性白血病

1. 病因病机

急性白血病归于中医"急劳""热劳""血证""癥瘕"等范畴，外因为感受邪毒（胎毒、热毒）；内因为正气虚弱，或禀赋不足，劳倦、饥饱、房欲所伤、内脏失调，或情志所伤。正气虚弱，热毒内侵或毒自内发，邪蕴骨髓，骨髓受损，热毒之邪自骨髓向外蒸发，弥漫三焦，脏腑壅滞，气分热盛。或伤及营血，营血热炽，高热不退，热毒炼津为痰，痰瘀热毒，交织为患。热毒伤及血脉，迫血妄行，或瘀血内阻，经脉瘀滞，瘀热相搏，血不循经，致出血诸症。邪毒侵袭机体，潜伏经络，阻碍气血运行，气滞血瘀痰阻，结于肋下可形成肿块，造成肝、脾、淋巴结肿大及骨痛等。邪毒深伏骨髓，日久消灼精血，可致阴阳气血亏损。概言之，本病热毒、痰凝、血瘀、正虚互为因果，形成虚实夹杂之证，贯穿于疾病的始终。

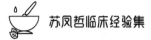

2. 治法用药

急性白血病的中医治疗，本着辨证、辨病相结合的原则，在发病期治疗以解毒为主，配合凉血止血、活血化瘀、化痰散结、益气养阴诸法。缓解期治以解毒化痰活血、清利湿热、益气养阴、健脾和胃、补脾益肾，诸法参伍。根据急性白血病的病机特点，结合临床体会，从辨证、辨病相结合角度，笔者治疗急性髓系白血病以解毒益气、活血通络为法，基本药物：狗舌草、全蝎、人参等。急性淋巴细胞白血病以解毒、化痰、散结、消瘀为法，基本药物：长春花、浙贝母、三七等。

3. 截断病势

急性白血病起病急，病情演变快，大部分患者因出现高烧、出血才到医院就诊，此时骨髓检查幼稚细胞已很高，患者高热日久，正气已虚，或合并肛周、肺部感染，肝脏损害，血小板过低等。若立即给予化疗药，恐身体不支，正气受损而出现败血症、严重内脏出血等并发症，故先予中医药治疗以缓其势，常用中药苦参、六神丸、牛黄、熊胆、犀角、三七粉、白血病胶囊等，待热退毒减，出血已止，病势略有缓和，再予化疗方案。通过临床对照发现，使用中医药治疗，骨髓幼稚细胞可有不同程度的下降，临床症状也明显减轻，再予标准化疗方案，病情可有效控制，缓解率也可提高。

4. 典型病例

中医药治愈白血病只限于个例报道，笔者有几例纯中医药治疗急性白血病长期缓解二十年的患者，现举一例说明。

案例：段某某，女，18 岁，河北灵寿县西王角村人，1999 年 3 月初诊。患者来诊 1 个月前出现发热，到当地医院给予抗生素、抗病毒药治疗，未见好转，后出现下肢散在小出血点，遂转到省医院就诊，经骨穿、组化染色检查，确诊为急性髓系白血病（M5a），骨髓报告显示：幼稚单核细胞 52。因家庭经济困难，无力住院，求助于中医治疗。诊见：患者轻度贫血貌，双下肢散在出血点，每日最高体温 38.2 ℃，食欲不佳，舌质红，苔薄黄，脉弦数。血常规示，白细胞 3.5×10^9/L、血红蛋白 9.2 mg/dL、血小板 42×10^9/L。中医辨证：外感热毒，内蕴骨髓，热毒壅盛，迫血妄行。治以解毒凉血退热佐健脾益阴通络法。用药：狗舌草 15 g，冬凌草 30 g，白花蛇舌草30 g，黄药子 15 g，猪殃殃 15 g，白茅根 30 g，仙鹤草 20 g，羊蹄根 30 g，虎杖 30 g，白花蛇 10 g，三七粉 10 g，羚羊角粉 5 g，生薏苡仁 30 g，女贞子 20 g，生山药 15 g，生麦芽 20 g，旱莲草 15 g，全蝎 10 g。每日 1 剂，水煎服。另配合白血病胶囊 5 粒，日 3 次。服药 7 日后热退，出血点消失，中草药随证加减，分别于服药 3 个月、半年、8 个月、1 年、1 年 3 个月、1 年 8 个月、2 年半后行骨穿检查，半年后幼稚细胞已消失，1 年半后停中草药，仅口服白血病胶囊，两年半后停药，骨髓复查未见幼稚细胞，患者身体情况良好，已参加工作至今。

按语：本病例使用中药长期缓解达 7 年余，说明中药治疗是有效的，中药治疗不同于西医的化疗，中药治疗可使白血病细胞缓慢下降，而疗效巩固不易发；且服药期间身体状态好，有利于免疫力的恢复。另外，在 M2 型、M3 型患者治疗中，笔者全部结合中医药治疗，大部分患者缓解已超过 3 年，基因检查均已转阴。说明急性白血病各不同类型的中医药治疗是必要的，也是十分有效的。

二、急性白血病多药耐药的中医药治疗

急性白血病多药耐药，是导致治疗失败的主要原因之一。中医药着眼于整体治疗，注重多方位、多靶向调节，通过激活机体特异性和非特异性免疫系统，逆转耐药基因的表达，达到抗耐药的目的。临床用于逆转多药耐药的药物较多，如环孢素 A、维拉帕米、汉防己、浙贝母粉、人参提取物、参麦、川芎嗪、槲皮素等。笔者通过临床体会，认为抗耐药治疗据不同的细胞类型应采取不同的方法，基本原则是：联合、足量、多靶向用药。

1. 急性淋巴细胞性白血病的抗耐药治疗

急淋和急淋伴髓系表达的杂合白血病，多因化疗耐药而失败。本着联合、足量、多方位用药的原则，先予川芎嗪静脉滴注，加熊胆、白血病胶囊，以及解毒、活血化瘀、益气养阴中草药口服，约 10 天后给予化疗药物，患者均收到单纯化疗未及的效果，有些已用化疗未能缓解的患者，可重新获得缓解，在缓解期继续予中药口服，间断化疗，患者可保持缓解状态。逆转耐药还应根据分子生物学分类，采取针对性用药，如前 B 细胞急淋患者，病情复发用化疗药不能缓解，笔者选用抗前 B 细胞耐药的药物，先予羟喜树碱、参麦注射液、白血病胶囊、解毒活血健脾养阴中药，10 日后行 VAMLP 方案化疗，1 个月后达完全缓解，而后中医药结合化疗，患者一直处于缓解状态。

2. 急性髓系白血病的抗耐药治疗

急性髓系白血病耐药的中医药治疗，亦是根据不同的发病类型，采取不

同的用药。如急性髓系白血病 M2 型的抗耐药治疗，应酌选川芎嗪、苦参碱、亚砷酸、浙贝粉、白血病胶囊、中药汤剂等，先予中药，再与化疗药一起使用，大部分耐药的患者可获得缓解。又如急性髓系白血病 M6 型患者，针对此型对化疗药不敏感、临床缓解率低的特点，笔者则以维 A 酸、反应停、干扰素、白血病胶囊、中草药等结合化疗药一起应用，大部分患者获得了缓解。

对于急性白血病耐药的治疗，中医药治疗是有效的，由于多药耐药机理复杂，由多方面的原因造成，故中医药多采用联合、足量、多靶向治疗原则，使已耐药的白血病细胞"致敏"，并通过中、西药的综合治疗作用，重新获得缓解的机会。

三、中医药治疗并发症

1. 中医药治疗急性白血病高热

发热是急性白血病常见并发症，因其有阴血损伤，但见发热，则不宜纯用汗、清、泻诸法，唯用和解之法，能扶正祛邪，散热解毒。笔者在临证中使用小柴胡汤加减治愈急性白血病高热多例。方中柴胡轻清升散，既可疏散表热，又可疏散半表半里之邪，专治寒热往来，其透泄之功又可解肝胆郁热、退虚热、清痰热、散热毒郁结，是治疗白血病高热的首选药物。该药用量一般为 30～100 g 才能达到作用。恐其辛散劫阴，多配太子参、女贞子等。小柴胡汤中黄芩苦寒清热、泻火解毒，起协同作用。他药配伍，应根据临床辨证酌情选用，如有肺热配金荞麦、鱼腥草；胃热配生石膏、知母、焦栀子；肝热配茵陈、龙胆草；肛门湿热配滑石、苦参、槐花、生地榆；瘀血癥瘕配八月札、鳖甲、桃仁、红花。临床辨证应掌握小柴胡汤适应证，如寒战高热、口苦胁胀、默默不欲饮食等，并根据其他兼证，精当选药，可收到满意的退热效果。

2. 中医药治疗急性白血病出血

急性白血病热毒内蕴骨髓，迫血妄行，可致出血诸症；邪毒内侵骨髓，耗伤阴血，正气衰败或化疗药耗伤气血，亦可导致各种出血。出血症的中医治疗，本着未病先防、既病防变的原则，血小板已低者，即使未见出血症状，也应使用升血小板药物，化疗期间为防止化疗药损伤致血小板下降，亦可配合升血小板药物一起使用。出血症的中医治疗，本着审证求因、审因论治原则，以解毒凉血止血、益气养阴为法。常用药物：羚羊角、水牛角、牛黄、半支莲、白花蛇舌草、茜草、紫珠草、仙鹤草、紫草根、白茅根、羊蹄根、卷柏、花生衣、侧柏炭、地榆炭、棕榈炭、大黄炭、三七粉、太子参、黄芪、女贞子、旱莲草等。为便于服用，出血不明显者，亦可用大蓟、小蓟、白茅根、卷柏等代茶饮用。

四、中医药在缓解期的应用

急性白血病化疗缓解期，热毒已减，气阴两伤，中医辨证多见热毒内蕴、痰瘀阻滞、湿热蕴结、气阴两虚、脾胃虚弱、脾肾两虚等证型，治疗以解毒、化痰活血、清利湿热、益气养阴、健脾和胃、补脾益肾为主。临床还要结合舌苔、脉象、体质、症状等辨证施治。中医药治疗可达到如下作用：一是调整阴阳气血，修复受损的骨髓，使正常细胞尽快恢复；二是促使幼稚细胞凋亡，进一步诱导白血病细胞分化，抑制白血病细胞的增生，与化疗药配合不间断地打击幼稚细胞；三是调节免疫，修复受损的免疫功能，通过免疫介导作用抑制白血病细胞的增生；四是通过中医药的作用，可消除症状，提高机体抵抗力，延长化疗间期。

（本文发表于 2007 年第 8 期《世界中西医结合杂志》）

第二节　中医药治疗多发性骨髓瘤

多发性骨髓瘤（multiplemyeloma，MM）是以浆细胞恶性增生，分泌单克隆免疫球蛋白，并伴有正常免疫球蛋白减少以及广泛骨病变和骨质疏松为特征的肿瘤。本病多见于中老年人，西医以常规化疗为主要治疗手段，不主张大剂量化疗。一般情况下，化疗持续一年，患者进入平台期，此时疾病停止进展，但继续化疗可继发骨髓增生异常综合征（myelodysplastic syndromes，MDS）或急性白血病，如不继续化疗则会复发，使治疗难以进行。部分患者对诱导治疗无反应，化疗后疾病仍进展者，称为原发耐药；还有一些患者浆细胞快速增长，不断复发，致使生存期缩短。鉴于上述情况，如何有效地控制病情，使 MM 尽快进入平台期，且较长时间处于稳定状态，是后续需重点研究的问题。

在临床实践中，有些患者常规化疗并不能有效地控制浆细胞及减轻骨损害和骨痛症状，笔者则采取中西医结合方法，实施个体化治疗方案，在杀伤骨髓瘤细胞的同时，结合益气解毒、补肾活血中药，协同化疗控制浆细胞的反弹，使之稳定在平台期，并有效地控制溶骨病变，迅速缓解骨痛症状，使患者生存质量得到提高。兹结合临床体会浅谈多发性骨髓瘤的中医药治疗。

一、中医药为主治疗

由于本病多发于 60 岁以上老年人，部分患者伴有高血压、心脏病、高黏滞综合征、反复感染、肾功能损害等并发症，有些患者难以承受化疗，这部分患者笔者常采取中医药治疗为主，结合反应停、干扰素等西药治疗。

1. 病因病机

本病属中医"腰痛""骨痹""虚劳"等范畴。临床表现为骨痛、贫血、发热等。其病因病机主要是六淫、饮食、情志、房劳等因素使阴阳气血失调，脏腑亏损，致气血失和、痰瘀互结、热毒内蕴而成。痰瘀搏结，痹阻经络，经脉筋骨失于濡养而致骨痹、周身痛；老年人肾精亏虚，或病久气血不足，肝肾失调，脏虚毒瘀，故腰痛、贫血；热毒内蕴可致发热。

2. 治法用药

本病中医治疗以益气补肾、解毒活血通络为法，药用：太子参、黄芪、西洋参、黄精、生薏苡仁、生山药、炒杜仲、川牛膝、补骨脂、骨碎补、透骨草、白花蛇舌草、半枝莲、黄药子、浙贝母、水红花子、桃仁、红花、全蝎、穿山甲等，可根据病情灵活选用。

3. 辨证治疗

本病临证，首当辨别虚实，虚则责之肝肾、气阴，实则热毒、痰瘀、血瘀、络阻。临床往往虚实夹杂，当分清孰轻孰重，以决定补肾、益气养阴、解毒、化痰、祛瘀、通络等药物用药数量及用量大小。其次，肾虚的辨证中多以肾阴虚为主，伴有阳虚者，治疗应本着阴中求阳原则，补肾益阴同时佐温阳散寒药物，因肝肾同源，故治疗中应兼补肝阴、调肝气、补肝血。再次，解毒化瘀药物有一定的毒性及毒副作用，临证当根据患者的体质情况，佐益气、健脾药物。另应根据兼证加减用药，如合并两胁疼痛者，当配合理气止痛药元胡、川楝子、九香虫、制香附、素馨花、玫瑰花等；若面色萎黄、乏力可加鸡血藤、白芍、旱莲草、女贞子、枸杞子、仙鹤草等；纳呆、腹胀满可加焦楂曲、炒谷麦芽、炒莱菔子、炒枳壳等；合并肺部感染加鱼腥草、金荞麦、枇杷叶、川贝母等。

二、中医药配合化疗治疗

本病骨髓检查中浆细胞比例较高，贫血、骨痛症状明显，无明显其他脏器并发症。身体一般情况较好，可以化疗为主治疗，化疗基本药物由烷化剂、肾上腺皮质激素及其他化疗药物联合组成，临床多采取 VAMP、VMCP、改良 VAD 等化疗方案，通过化疗可使病情缓解，血细胞恢复，骨痛症状得到控制。为提高疗效，在临床中多采取化疗与中医药结合的方法治疗，可见以下情况。

1. 中医药配合化疗

即化疗中配合中医药治疗，此法可增强化疗的效果，减少化疗的毒副作用，恢复骨髓造血功能，提高免疫功能。此阶段中医治疗以补气阴、健脾为主，活血化痰为辅，基本处方为：太子参、黄芪、女贞子、枸杞子、五爪龙、金鹊根、灵芝、绞股蓝、浙贝母、丹参、当归、半夏、生薏苡仁、山甲珠，或配合苦参碱、六神丸、犀角地黄丸等中成药。

2. 化疗间歇期配合中药

患者使用常规化疗，在骨髓恢复后积极配合中医药治疗，此期间中药作用旨在不断地打击、消灭残存的骨髓瘤细胞。此阶段中医药以解毒祛瘀为主，益气养阴补肾为辅，基本处方为：白花蛇舌草、猪殃殃、水红花子、狗舌草、冬凌草、鳖甲、三七、全蝎、桃仁、红花、西洋参、黄芪、女贞子、旱莲草、麦门冬、天门冬、炒杜仲、川牛膝、薏苡仁、生山药。并可配合反应停、维 A 酸、干扰素等治疗。

三、中医药治疗多发性骨髓瘤并发症

1. 骨痛、骨质疏松

病机为肾虚邪毒瘀阻、经脉失养所致，治以补肾解毒祛瘀、强筋壮骨。用药原则：偏于肾阳虚者选用温肾补阳之品，如补骨脂、鹿角霜、狗脊、杜仲、巴戟天；偏于肾阴虚者选用滋阴补肾泻热之品，如生熟地、龟板、鳖甲、枸杞子、女贞子、石斛、青蒿、白薇；两种类型均可加用强筋壮骨之品，如千年健、川断、桑寄生、五加皮、鹿含草。还应酌加化痰活血通络之品，如僵蚕、胆南星、全蝎、穿山甲、地鳖虫、姜黄、五灵脂、牛膝、骨碎补、血竭、马钱子等。

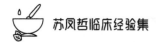

2. 蛋白尿

其病机为脾肾亏虚、封藏失职所致，治以调补脾肾、益气固摄。常用药物：人参、黄芪、紫河车、肉苁蓉、巴戟天、菟丝子、桑葚子、枸杞子、怀山药、山萸肉、莲子、金樱子、玉米须等。脾气健运，统摄有权，肾气充沛，精关得固。若蛋白尿经久不消，缠绵难愈，可加用三七、益母草、白及等。伴有血尿者，可加白茅根、藕节、仙鹤草、茜草、苎麻根；伴尿素氮、肌酐升高者可加滑石、车前草、萹蓄、石韦、大黄、土茯苓、泽兰等。

（本文发表于 2007 年第 9 期《世界中西医结合杂志》）

第三节　和法在血液病发热中的应用

和法为"八法"之一，在血液病的治疗中有广泛的应用，尤其在血液病发热的治疗上。由于该病多属本虚标实之证，治疗应时时顾护正气，故常以和法治疗为主。笔者结合临床经验及体会，探讨和法在血液病发热中的应用。

一、和法渊源

中医之和法思想源于《内经》，如《素问·生气通天论》："凡阴阳之要，阳密乃固，两者不和，若春无秋，若冬无夏，因而和之，是谓圣度。"《素问·至真要大论》："气之复也，和者平之，暴者夺之。"既阐述了人体生理状态的和，又说明了和之原则。张仲景《伤寒杂病论》对《内经》中"和"的思想进行了演绎和深化，明确提出了和的治疗法则，并创制了小柴胡汤、桂枝汤、半夏泻心汤等和法运用经典方剂，后贤《千金方》创驻车丸，《圣惠方》创金铃子散，李东垣创滋肾通关丸，朱丹溪创左金丸，皆是在仲景思想基础上的发挥。金·成无己在《伤寒明理论》中明确提出了和法，谓"伤寒邪气在表者，必渍形以为汗，邪气在里者，必荡涤以为利，其于不外不内，半表半里，既非发汗之所宜，又非吐下之所对，是当和解则可矣，小柴胡汤为和解表里之剂也"。明·张景岳又进一步阐述了和法的概念，指出"和方之制，和其不和者也，凡病兼虚者，补而和之，兼滞者，行而和之；兼寒者，温而和之，兼热者，凉而和之。和之义广矣……务在调平元气，不失中和之为贵也"。清·汪昂在《医方集解·和解之剂》中，则将和解少阳扩展为调和营卫，推动了和法的发展。清·程钟龄《医学心悟》明确提出了和法为八法之一，突出了和法在治法学中的地位，提出："论治病之方，则又以汗、吐、下、和、消、清、温、补八法尽之。"又云："伤寒在表者可汗，在里者可下，其在半表半里者，惟有和之一法焉。"对于少阳兼证，程钟龄指出："有清而和者，有温而和者，有消而和者，有补而和者，有燥而和者，有润而和者，有兼表而和者，有兼攻而和者。"明确阐述了和法的随证变化。戴北山《广温热论》进一步提出"寒热并用之谓和，补泻合剂之谓和，表里双解之谓和，平其亢厉之谓和"，抓住了和法的本质，扩展了传统和法的意义和应用。

和法是通过和解或调和的方法，使半表半里之邪，或脏腑、阴阳、表里失和之证得以解除的一类治法。用中国传统哲学的观点来看待和，既是一个组方原则，又是解决多方面矛盾，以恢复人体内环境动态平衡的治疗方法，运用起来和之义则一，和之法则变化无穷。概言之，和之法有五。①一为和解，如伤寒邪在半表半里，"法当和解，小柴胡汤是也"。②二曰调和，如营卫失和之调和营卫、气血失和之调和气血，后者又包括补气生血、补气行血、补气摄血、益气敛阴、行气活血诸法。又有脏腑功能失和之调和脏腑，包括调和心脾、调和心肺、调和心肾、调和心肝、调和肝肾、调和肝肺、调和脾肾、调和脾肺、调和肺肾、调和脾胃、调和胆胃等，实质是调理脏腑之间气血阴阳、气机升降、水液代谢、运化转输等。对于邪犯脏腑、寒热错杂、升降失常、虚实挟杂之证，又可用调和寒热法。至于组方之调和原则，张景岳谓"合方之制合其不合者也"，《读医随笔》进一步指出："凡用和解之法者，必其邪气之极复杂也，寒者、热者、燥者、湿者，结于一处而不得通，则宜开其结而解之。升者、降者、敛者、散者，积于一偏而不相洽，则宜平其积而和之。故方中往往寒热并用，燥湿并用，升降敛散并用。"③三谓缓和，缓者，徐也，轻也，乃缓解病势，以缓制急，峻药缓功，扶正祛邪等治法，又有平和、中和之义，谓医道平和，善调百疾而使机体臻于冲和之境。④四称平衡，正常人体阴阳气血、表里上下、脏腑经络之间相互依存，相互制约，和谐一致进行着正常的生理活动。一旦其正常活动受到干扰，则可出现内环境的平衡紊乱，如阴阳失调、升降失调、开阖失度、寒热错杂、虚实夹杂、清浊混淆等，治之当本"谨察阴阳所在而调之，以平为期"的宗旨，以和法最为合适。⑤五言淡化轻和，即以味寡量轻之组方，轻灵味淡之品，巧力拔千斤，临床组方用药，贵在精而不在多，用药贵在轻灵，恰中

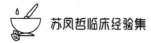

病机，力求用药补而勿壅，滋而勿腻，寒而勿凝，热而勿燥，治病贵在"疏其血气，令其调达，而致和平"。

二、和法在血液病发热中的应用

血液病发热原因很多，一般分为感染性和非感染性。由于血液病患者机体免疫及防御功能减退，容易反复感染，且感染难以控制，常规抗生素治疗效果不佳，有些感染并不严重者，亦可表现为发热，此发热中医治疗效果较好。血液病发热本质为本虚标实，故治疗当把握患者正虚抵抗力弱的特点，时时顾护正气，辨证治疗以和法为主。

1. 调和营卫退热

血液病患者易患感冒，以人身卫外之气生于太阳膀胱，而散布于肺，肺卫不足，护外功能失职，易召外邪，以其既有阴血损伤，又有外感表证，不可径用汗法，进一步耗气伤血，唯用调和营卫之法，扶正祛邪，使肺气能达于皮毛，而卫气充，气血和，则血分不留邪为患，外邪自解。《伤寒论》："太阳中风，阳浮而阴弱，阳浮者热自发；阴弱者汗自出。啬啬恶寒，淅淅恶风，歙歙发热，鼻鸣干呕者，桂枝汤主之。"即贫血患者，营卫虚弱，平时易患感冒，感冒初起，恶风发热，周身疼痛，可用桂枝汤加减治之，以合营卫养阴，振奋阳气而驱邪外出。

2. 和解少阳退热

肺胃不足之人感冒，肺胃阴伤，易召外邪，偶有感冒，即为头痛、寒热、身痛等症，治疗唯和解一法，生津调气祛邪，宜小柴胡汤加杏仁、荆芥、防风、紫苏主之。对于白血病高热者，由于患者有先天禀赋不足，后天失养之病因，又有脏腑功能失调，正气虚弱，邪毒内侵，耗伤真精，正气衰败之病理基础。正邪分争，往往出现寒热往来之症，此当以和解之法为第一要义。小柴胡汤达表和里，宣通内外，升清降浊，调和肝脾，理气活血，谓和解之代表方。方中柴胡轻清升散，既可疏散表热，又可疏散半表半里之邪，专治寒热往来，其透泄之功又可解肝胆郁热、退虚热、清痰热、散热毒郁结。现代药理研究，柴胡具有解热、镇咳、消炎抑菌作用，还可提高体液和细胞免疫功能，并可分化白血病细胞，是治疗白血病高热的首选药物。黄芩苦寒，可清热泻火解毒，起协同作用。此柴胡用量宜大，一般 30～60 g 才能达到效果，但恐劫阴，多以太子参、麦冬等佐之。

3. 和肝解郁退热

情志抑郁或过极，肝失条达，气郁化火，乃"气有余便是火"也，气郁发热，热无定时，随情绪变化而加重，可伴胸胁满闷或胀痛，心烦易怒，或沉默不语，治宜和肝理气，解郁退热，方选丹栀逍遥散、四逆散加减。鉴于血液病患者多气血虚弱，不宜发散太过，故解郁之品，亦以轻清透达为妙，药选玫瑰花、代代花、厚朴花、金蝉花、素馨花、娑罗子、鸡冠花等。

4. 健脾和中退热

脾为生血之源，脾胃素虚，或劳倦内伤，伤血夺气，脾胃升降失常，阳气下陷，郁热内生。《素问》云："形气衰少，谷气不盛，上焦不行，下脘不通，胃气热，热气熏胸中，故为内热。"《金匮翼》曰："劳倦发热者，积劳成倦，阳气下陷，则虚热内生也。"《医学入门》曰："内伤劳役发热，脉虚而弱，倦怠无力，不恶寒，乃胃中真阳下陷，内生虚热，宜补中益气汤。"此发热多见于早晨或上午，活动过多或劳累后加重，伴乏力纳呆、气短懒言、易出汗等症，治以健脾和中，升阳退热法，用李东垣补中益气或张锡纯升陷汤加减治之。另有血液病患者，脾胃虚弱，过用激素，致药毒内伤，导致脾胃功能进一步失常，脾失健运，湿浊中生，久则蕴热，湿热内停，出现发热。其热多见午后热甚，汗出热不解，伴头昏沉、胸闷纳呆、便溏等症，治疗当以健脾和中，化湿清热法。健脾和中同时配合化湿、燥湿、渗湿、清热利湿之剂。脾胃运化功能恢复，湿祛热清，则发热可解。方取三仁汤、藿朴夏苓汤、甘露消毒丹加减。

5. 和血祛瘀退热

患者气机不畅，血液运行不利，壅滞不通，瘀阻日久，可致发热。《灵枢》曰："营卫稽留于经脉之中，则血泣而不行，不行则卫气从之，从之而不通，壅遏而不得行，故曰大热不止。"说明了瘀血发热的病机特点。其证可见发热午后或夜甚，兼见面色晦暗，舌有瘀斑，或见癥积肿块。王清任《医林改错》曰："身外凉，心里热，故名灯笼病，内有瘀血。"又云其热为："晚发一阵热，每晚内热，兼皮肤热一时。"其治疗王清任提示："认为虚热，愈补愈瘀；认为实火，愈凉愈凝。"应予和血祛瘀退热法，王氏血府逐瘀汤加减治之。又有瘀血客于肌腠，阻滞营卫，发寒发热，似疟非疟，骨蒸盗汗，咳逆交作，以小柴胡汤加当归、白芍、丹皮、桃仁治之，瘀血在腑，证见日晡潮热，昼日明了，暮则谵语，宜桃核承气汤或小柴胡汤加桃仁、丹皮、白芍治之。

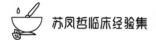

6. 和阴敛阳退热

血证患者，阴血素虚，久劳伤血，阴精大伤；或热毒内蕴，耗伤阴精，阴虚不能敛阳，阳气浮越，而现发热。《诸病源候论》曰："虚劳之人，血气微弱，阴阳俱虚，劳则生热，热因劳而生。""虚劳而热者，是阴气不足，阳气有余，故内外生于热，非邪气从外来乘也。"此发热可见五心烦热，或骨蒸劳热，午后或夜间热甚，伴口干、便干、舌红少苔等，治疗当以滋阴敛阳之法。所谓壮水之主，以制阳光者也。方选青蒿鳖甲汤、清骨散加减，少佐肉桂、牡蛎之品，以潜镇浮阳。

三、结语

和法反映了中医调和阴阳，以平为期的整体治疗思想，凡疑难病证，复杂多变，可以和法调之。血液病属疑难疾病，其证多呈本虚标实，发病以内脏失调为主，需调整治疗，又因血液病治疗周期长，不可主用攻伐，更不可以整体消、杀、灭的方法使正气消耗殆尽，应立足于整体调节治疗，故和法是治疗血液病的重要方法。尤其血液病发热，本质为本虚标实，患者正虚抵抗力弱，虽见发热，亦不可纯用清泄诸法，应时时顾护正气，辨证治疗以和法为主。

（本文发表于 2009 年第 6 期《世界中西医结合杂志》）

第四节　中医治疗血小板减少性紫癜六法

特发性血小板减少性紫癜（idiopathic thrombocytopenic purpura，ITP）是以出血及外周血小板减少、巨核细胞数正常或增多并伴有成熟障碍为主要表现的出血性疾病。本病是一种由于患者体内产生抗自身血小板抗体，致使血小板寿命缩短、破坏过多、数量减少为病理特征的自身免疫性疾病。本病治疗重点在于改善巨核细胞成熟障碍，抑制血小板的免疫破坏，故用西药激素、丙球、长春新碱、环孢素等免疫用药，见效快，部分患者经调整用量，巩固治疗而痊愈，而部分患者激素、环孢素治疗减量后，病情反复，甚至缠绵难愈。也有部分患者使用上述药物无效，成为难治性 ITP。因此本病的中医治疗在一定范围内发挥着重要作用，该病中医属"发斑""血证"范畴，一般病机概括为外感和内伤，可见于外感邪热，血热妄行；脾气虚损，气不摄血；脾肾阳虚，统摄无权；肝肾阴虚，虚火上炎；瘀血内阻，血不循经等。由于中医接诊时，大部分患者已经历西医治疗，激素、丙球、长春新碱、环孢素等的应用，使患者体质被掩盖，出现了比较复杂的病症，目前的中医辨证分型已不能概括其证，按照常见中医分型治疗效果亦不甚理想，笔者在临证中根据辨证，灵活使用解毒凉血、活血化瘀、益气养阴、补肾健脾宁心、疏肝健脾诸法，收到很好的效果，兹将临床病案总结归纳如下。

1. 解毒凉血法

此法用于急性 ITP，以青少年人多见，身体强壮，病机为火热毒邪内伏，内热炽盛，复感六淫之邪，化火动风，灼伤脉络，络伤血溢，出血斑点鲜红，以实证为突出表现，或伴咽痛、口腔溃疡等，舌质红、苔黄，脉数有力。有些人虽然已用激素等治疗，火热证已减，出血点已消退，但仍有舌质红、苔黄，脉滑数，实验室检查示抗血小板抗体增高，治疗依然按热毒、血热论治，治法为解毒清热、凉血止血。

案例：艾某某，男，12 岁，陕西省米脂县人，2005 年 2 月 25 日初诊。患者于一个月前因感冒出现咽痛、发烧等症状，而后出现周身出血点，当时查血小板为 2 万，经用抗感冒药、抗生素、激素治疗后，感冒愈，但血小板仍无上升，在 2 万 ~3 万徘徊，周身出血点时长时消，求于中医治疗，中医诊查：患者双下肢及背部可见细小出血点，色鲜红，咽红，舌质红，苔黄，脉滑数。证属外感热毒，伤及营血，血热迫血妄行，络伤血溢。治以解毒凉血止血，药用：半枝莲 15 g、山豆根 10 g、紫花地丁 10 g、紫草 12 g、紫珠草 15 g、白茅根 30 g、仙鹤草 20 g、茜草 15 g、侧柏炭 20 g、地榆炭 15 g、土大黄 20 g、长春花 12 g、卷柏 15 g、生山药 15 g、生薏苡仁 20 g、旱莲草 15 g。14 剂，水煎服。

二诊：服上药后，周身出血点逐渐消退，血小板已升至 6 万，咽痛等症状消除，上方减地丁、长春花，加麦冬 12 g、枸杞子 15 g、炒谷麦芽各 18 g，继服 15 剂，服药后血小板已达 11 万，继用中药依法调理，共服药 8 个月，血小板一直正常状态，一年后查抗血小板抗体基本恢复正常，4 年后随访未再复发。

2. 活血化瘀法

此法用于急、慢性 ITP，以中老年人多见，或伴高血压、糖尿病等，病机为瘀血内阻，血不循经，表现为暗红色出血点，伴口唇、舌质紫暗，脉涩等，或伴气机郁滞之症，瘀血既久，可化火伤阴，出现口干、手足心热、脉细数等。此型往往血小板不是太低，但病情缠绵难愈，虽已遍用激素等西药，效果均不理想，治疗以活血化瘀佐凉血清热养阴法。

案例：刘某某，女，64 岁，北京市西城区人，2004 年 8 月 24 日初诊。于 2012 年患血小板减少性紫癜，曾用泼尼松、长春新碱、丙球、重组人白介素 - 11 等，血小板一度上升，之后又下降，最低血小板为 2 万，后吃中药、维血宁等仍无确见，今日来院查血小板为 2.9 万。中医诊察：双下肢散在小出血点，右侧面颊紫斑，口唇血泡，胸胁部可见对称性紫斑，腰腿痛，周身皮肤瘙痒，舌质紫暗，苔薄黄，脉弦涩。证属瘀血内停，肾虚阴伤。治疗以活血化瘀、益阴补肾。药用：羊蹄根 30 g、丹参 20 g、当归 15 g、三七 10 g、茜草 12 g、紫草根 15 g、丹皮 12 g、白茅根 30 g、仙鹤草 20 g、旱莲草 20 g、女贞子 20 g、芦根 30 g、侧柏炭 20 g、大黄炭 5 g、川牛膝 15 g、炒杜仲 12 g。14 剂水煎服。

二诊：服药后双下肢出血点消退，面颊紫斑消退，腰腿痛好转，舌质紫暗，脉弦，血小板已升到 5 万。上方去侧柏炭、川牛膝，加麦冬、卷柏，继用 15 剂，血小板升至 8.5 万，上方调理一个月后，血小板达 12 万，继用如法巩固。

3. 益气养阴法

此法用于慢性 ITP，或继发 ITP 伴有干燥综合征、红斑狼疮、白塞病等。患者久用激素，出现激素副作用，或用达那唑等药伤阴，或用免疫抑制剂如长春新碱等伤气，主要病机为气虚血失所统，阴虚内热，血随火动，可见乏力、气短、自汗、口干、手足心热、便干、舌红少苔、脉细数。治疗以益气养阴、佐健脾补肝肾药物。

案例：张某某，女，68 岁，河北秦皇岛市人。于 2004 年 7 月因周身出血点，在秦皇岛市某医院住院，确诊为 ITP，当时血小板 6×10^9/L，曾用泼尼松、达那唑、血宝、氨肽素等治疗，血小板升到 40×10^9/L，曾用泼尼松每日 50 mg 维持三个月，血小板仍未上升，激素减量后血小板掉到 18×10^9/L，求助于中医治疗，中医诊察：颜面虚浮，乏力腰酸，易感冒，口干欲饮，舌质红，脉沉细。证属气阴两虚，治以益气养阴佐补肾，药用：太子参 12 g、西洋参 10 g（先煎）、黄芪 15 g、五爪龙 20 g、旱莲草 20 g、女贞子 20 g、麦冬 12 g、枸杞子 15 g、花生衣 30 g、白茅根 30 g、芦根 30 g、炒杜仲 12 g、茜草根 15 g、生山药 15 g、炒白术 10 g、龟板 10 g、知母 10 g。服药 15 剂后，血小板升到 8 万，腰酸乏力、口干等症状均减轻，自觉精神状态较前明显好转，继以上法15剂，血小板升至12.3万。继用中药，激素半个月减半片，中药如法调理，血小板一直在正常范围，激素减停后，中药巩固并减量，用药半年后停药。至今随访未再复发。

4. 化湿祛湿法

此法用于慢性ITP，多见于体型丰盈之痰湿体质，久用激素等西药及凉血解毒补肾中药，血小板仍未见明显上升，病情缠绵难愈者。病机为湿阻气机不利，脾虚难以运化水湿，脾功能受抑，致气不生血，可见湿象症状如胸闷、肢体困重、头晕沉重、食欲不振、咳痰、咽部不爽、舌苔白腻、脉濡等症状，或症状不典型，只具备1~2个症状，使用其他药物无效者，均可按湿证治疗，治湿之法，应以芳香化湿、健脾燥湿、淡渗利湿为主，佐益气、清热利湿药物。

案例：田某某，女，18岁，2005年9月25日初诊，患ITP已2年，曾用泼尼松、丙球、环孢素等治疗无效，又遍用凉血止血、活血解毒、益气补脾肾中药，血小板一直在2万~3万，平时上学，有时下肢足部可见细小出血点，无其他明显症状，激素使用2年，经逐渐减量，来诊前已停用激素2周。中医诊治：患者体胖，无明显不适主诉，只是自感口甜，舌苔白腻，脉濡细数。证属湿邪内停，治以化湿利湿，益气健脾，药用：霍梗12g，苏梗12g，荷叶12g，佩兰10g，砂仁8g，炒杏仁10g，白蔻仁10g，生、炒薏苡仁各18g，炒白术10g，茯苓15g，花生衣20g，羊蹄根20g，黄鼠狼肉粉20g，五爪龙20g，金鹊根15g。服药15剂后，血小板升到4万，继用15剂，血小板升至9万，口甜症状减轻，舌苔白微腻，症已好转，上方加女贞子、白茅根、芦根。继用15剂，血小板升至10.2万，口甜、舌苔白等症已除，用上法加减巩固，间断服药半年，血小板一直正常，一年后随访血小板未下降。

5. 补肾健脾宁心法

本法适于慢性ITP，以中老年人常见，病程长，发病缓，劳累后加重，平时体质弱，使用激素等西药副作用较大，主要病机为肾虚精血不足，心脾两虚，血失所统。可见头晕目眩、耳鸣、腰酸软、乏力、多梦、心悸气短、饮食不化、舌淡、脉沉细等。治疗以补肾填精、健脾益气补心为法。

案例：徐某某，女，49岁，2005年3月初诊。于2年前患ITP，曾用泼尼松、环孢素、丙球、达那唑等治疗，效果不佳，血小板一直在3万~4万，曾口服中成药升血小板胶囊、惟血宁等，仍无效果，2005年3月求于中医治疗，中医诊治；患者面色晦暗，疲倦乏力，腰酸腿软，头晕，偶有耳鸣，睡眠欠佳，脱发，白头发增多，舌尖红，脉沉细，证属肾虚精亏，肾水不能上滋于心，心火内盛，脾虚不荣四肢。治以补肾填精，健脾宁心。药用：龟板 12 g、旱莲草 20 g、女贞子 20 g、鹿角胶 10 g（烊化）、炒酸枣仁 20 g、熟地 20 g、拌砂仁 5 g、狗脊 12 g、太子参 15 g、黄芪 20 g、生山药 15 g、白茅根 20 g、何首乌 12 g、丹参 15 g、羊角根 20 g、花生衣 30 g、炒杜仲 15 g、柏子仁 20 g。15 剂，水煎服。

二诊，服上药后，血小板升至 8 万，头晕、耳鸣、腰酸乏力症状有所改善，既已见效，守法如前，继用上方 15 剂。三诊，血小板为 8.5 万，睡眠好转，上方减狗脊、酸枣仁，加阿胶、仙鹤草，30 剂，1 个月后血小板已升至 11 万。继用上法巩固，服药 7 个月后停药。

6. 疏肝健脾法

此法用于慢性 ITP，以中老年女性多见，大部分已用激素等西药治疗，由于本证多见于平时性情抑郁、气机不调女性，过用西药虽对出血症状有所控制，但燥药伤阴，阴虚内热，然本病久蕴难愈，主要病机为肝郁气滞，横逆犯脾，化火伤阴，可见性情抑郁或急躁，两胁、乳房胀痛，或月经不调，食欲不振、打嗝，口干，舌质红，脉弦细，治疗以疏肝健脾、佐益阴清热为法。

案例：王某某，女，42 岁，2004 年 1 月 12 日初诊。患者于就诊一年前患 ITP，曾用激素、达那唑、氨肽素、中药等治疗，血小板一直在 4 万 ~ 5 万，为求进一步治疗来诊，中医诊察：患者平素性情急躁，两胁胀满不适，经前乳房胀痛，乏力，食欲不振，有时睡眠欠佳，舌红苔黄，脉弦细，证属肝郁气滞，脾失健运。治以疏肝健脾，药用：醋香附 10 g、佛手 10 g、素馨花 12 g、厚朴花 10 g、炒枳壳 15 g、炒白术 10 g、炒山药 15 g、花生衣 30 g、黄芪 12 g、白茅根 20 g、芦根 30 g、黄柏 12 g、仙鹤草 15 g、女贞子 20 g、麦冬 12 g、当归 10 g、酸枣仁 30 g、焦曲山楂各 18 g，14 剂水煎服，服药后胁胀、乳房胀痛症状减轻，睡眠亦好转，血小板升为 7 万，上方酸枣仁减为 15 g，去香附、佛手，加枸杞子、沙参，14 剂水煎服，服药后血小板升至 9 万，继用上方化裁，两个月后血小板达 12 万，如法调理用药半年后停药。

（本文发表于 2006 年第 3 期《中华实用中西医》杂志）

第五节　中医药治疗肺纤维化

肺纤维化是一种以弥漫性肺泡炎和肺结构紊乱导致肺间质纤维化为特征的疾病，其致病原因复杂，多由感染、有机或无机粉尘、环境污染、放射线、类风湿、干燥综合征、肿瘤、化疗药物等原因造成，原因不明者称为特发性肺纤维化。现代研究认为其病理过程与细胞因子网络调节紊乱、氧自由基损伤、细胞外基质的合成与降解失衡及炎症介质的参与有关。临床以进行性呼吸困难、气短、刺激性干咳、咳痰、喘憋为主要表现，可伴有胸闷、乏力、盗汗、食欲减退、消瘦等症状，严重者可有发绀、杵状指等。本病多发于老年人，多数为慢性型，年龄越高，病程越长。本病的治疗，西医多以糖皮质激素联合细胞毒性药物、免疫抑制剂治疗为主，还可选择使用秋水仙碱、D-青霉胺、N-乙酰半胱氨酸、内皮素-1受体拮抗剂、格列卫等抗纤维化药物，旨在通过阻断炎症级联反应，调节免疫功能、抑制基质的沉积来抑制纤维化。这些药物仅对部分患者有效，对于阻止肺纤维化的进程，效果不理想，而其毒副作用带来的损伤，更让人望而生畏。目前随着抗细胞因子生物制剂的研究，有望在阻止纤维化方面取得突破。中医药的治疗则着眼于整体调节，具有调节细胞因子网络，减少炎症介质的合成与释放，改善细胞基质合成与降解均衡的作用，可望在抗纤维化的治疗中取得突出的疗效。本文结合笔者自身临床经验，谈中医药治疗肺纤维化的体会。

一、中医病因病机分析

肺纤维化归属于中医"肺痿、肺痹、肺胀"范畴。肺主一身之气，贯心脉而行呼吸、行气血，主布散津液，在人体的功能活动、气血运行、津液输布等方面起着十分重要的作用。肺的生理与病理活动受肾、脾、心、肝各脏的影响，老年人气血衰少，正气不足，内脏功能失调，肺及其他脏器的病理变化是肺纤维化的重要形成机制。

1. 肺痿

以肺燥阴伤和肺气虚冷为主要病机。可因素体阴虚燥热，或热病后伤阴，或慢病日久，或化疗药物损伤，燥热之邪耗伤肺阴致虚热肺痿。素体阳气不足，或内伤久咳、久喘耗伤阳气，或虚热日久、阴伤及阳，肺虚有寒，失于濡养，致虚冷肺痿。两型肺痿可兼夹为患，病情较轻时以肺阴亏虚的表现为多，病情较重时则多以阳气不足为表现。肺阴亏虚，耗伤肾阴，津液枯涩，可致肺肾两虚。肺气不足，津液失布，脾气虚损，肺脾气虚，肺脉失养，肺叶萎弱。临床可见乏力气短、喘息、干咳、咳吐痰涎、盗汗、纳呆、消瘦等症状。

2. 肺痹

肺主宣发肃降，布散津液，久病体虚、反复感邪、劳倦内伤，肺气虚损，渐生痰浊；子盗母气，脾脏因之虚损，水湿运化失职，水湿聚而生痰；肺气虚水道不通，肾气不能化气行水，水湿上泛。肺、脾、肾三脏失调致痰浊、水饮内生，痰阻气滞，血行不畅，痰瘀互结，痹阻于肺而成肺痹。肺痹之证以肺、脾、肾虚为本，痰瘀为标，形成本虚标实证。临床可见呼吸困难、气短、气喘、胸闷、胁痛、面色晦暗、口唇发绀、血液黏稠度增高、杵状指等。《证因脉治·肺痹》曰："肺痹之症……烦满喘呕，逆气上冲，右胁刺痛，牵引缺盆，右臂不举，痛引腋下。"肺痿耗伤气阴，血行不畅造成瘀血内阻可致肺痹；肺痹痰瘀内阻，影响气机宣畅，阴津阳气难以布达，肺失濡润，可形成肺痿。故肺痹、肺痿可互相转化，从而使病情加重。

3. 肺胀

咳喘日久，反复发作，五脏功能失调，气血津液运行输布障碍，肺、脾、肾受损，水湿痰凝停聚，随气上逆；肺肾气虚，气机上下不能交通，肺气虚而气滞，肾气虚不能纳气，清气难入，浊气难出，气机壅塞而胀满形成肺胀。《诸病源候论》曰："肺主于气，邪乘于肺则肺胀，胀则肺管不利，不利则气道涩，故上气喘鸣息不通。"肺胀日久，可致气虚血瘀，或气滞血瘀，形成肺痹之证，临床可见咳嗽、气喘、痰多、浮肿等，重则可有呼吸困难、面色晦暗、口唇发绀等临床表现。

二、辨证要点

肺纤维化的中医辨证，重点在于辨虚实、寒热、标本及兼证。

1. 辨虚实

本病为本虚标实之证，本虚责之肺、脾、肾三脏，同为气短、呼吸困难，可有肺、脾、肾虚之别，肺气虚者以补益肺气为主，脾虚者宜健脾益气，肾虚者宜补肾纳气，或肺肾双补，脾肺同调。祛邪要辨其夹有水饮、痰浊、气滞、血瘀等不同，水饮内停者可见心下悸、面浮；痰浊凝滞者可见气喘、咳痰；气滞者可见胸闷；血瘀者可见呼吸困难、面色晦暗、口唇发绀。

应详审病之虚实，以便灵活掌握扶正祛邪诸法。

2. 辨寒热

本病肺叶萎弱，阴液不足，可致虚热内生，久致气阴两虚。虚寒肺痿者多阳气耗伤，肺中虚冷。但阴虚肺痿久之则阴损及阳，可见寒热夹杂，此时应分清是以阴虚内热为主，还是气伤虚冷为主，分别予以正治之法。

3. 辨标本

本病以虚为本，如感受外邪，可使病情加重，或气候影响、环境污染，病情复发，此时应急则治其标，以益气宣肺解表、化痰、降逆平喘、调气活血、化气行水诸法，分别施治。待标证得解，仍当缓图治本。

4. 辨兼证

肺纤维化虽病在肺，但因老年人体弱多病，内脏功能失调，可并发脾、肾、心、肝各脏的症状，如证见潮热盗汗、手足心热、腰膝酸软、气不得续者为肾虚的表现；伴乏力、纳呆、腹胀、便溏者为脾气虚损；兼见咯血、胸胁胀满、急躁易怒等是肝郁化火的表现。各证应仔细分辨，相兼论治。

三、论治原则

肺纤维化的治疗，西医以改善身体状况、控制症状、阻止延缓、逆转纤维化为原则。中医则以辨证施治为前提，根据患者的症状、病程长短、体质强弱、咳嗽轻重、有痰无痰、喘憋情况等酌选方药。王伦的《明医杂著》曰："……久病便属虚，属郁，气虚则补气，血虚则补血，兼郁则开郁，滋之、润之、敛之则治虚之法也。"肺为气之主，脾为气之源，肾为气之本，肝为气之疏。故本病虽发生在肺，却与脾、肾、肝等脏器的功能活动相关，治疗上应以补肺健脾、益肾疏肝等诸法贯穿于疾病的全过程。关于祛邪之法，李中梓云："夫因于火者宜清，因于湿者宜利，因痰者消之，因气者利之，随其所见之症而调治。"补李中梓之论，因于痰瘀、血瘀者宜化痰活血祛瘀。以上为扶正祛邪之大法，可灵活掌握运用，临床还要善于抓主证，针对常见症状如咳嗽、气喘、乏力、发绀等，应因人而异，审证求因，辨证施治。

咳嗽之症，病本在肺，多见干咳、咳吐白痰、咳吐黄痰、痰黏胶着、难以咳出等症状。干咳者有声而无痰也，其因于燥邪伤肺者，宜清燥润肺；因于久咳阴伤者，宜养阴润肺；因于肝火犯肺者，宜清肝泻肺。咳吐白痰量多者，乃寒湿、痰湿为患，肺失宣降使然，宜温化痰湿、宣降肺气。咳吐黄痰者，多伴有感染，痰热蕴肺，肺失宣降，甚者痰热化火，灼伤肺络，可见痰血、咽痛，治以清肺化痰止咳。痰黏难咳者，乃痰热伤阴、痰瘀互结所致，宜化痰祛瘀。

气喘之症，乃呼多吸少，气短不续，甚者喘憋，动则益甚。肺纤维化气喘，多属于虚。气短乏力，为肺脾气虚；语言低怯，动则喘甚，多为肺肾气虚；偏于阳虚可见气喘伴冷汗自出；阴虚可见气喘而烦躁内热。在补肺健脾益肾治疗的同时配合温阳、养阴等诸法使用。如喘憋胸闷，伴痰多者为痰阻气滞；伴发绀者为气滞血瘀，或为痰瘀交结，可根据病情，分别给予化痰散结、活血化瘀、化痰活血诸法治之。痰瘀交结、肺气不利、络脉瘀阻者，应酌加化痰祛瘀通络之品，对纠正气喘症状，改善肺纤维化，不无裨益。

本病兼见乏力消瘦、食欲不振、关节酸痛者，多为脾胃虚弱，经络痹阻，宜益气健脾、消食助运、疏通经络。

对症治疗如吸氧、抗生素、平喘、化痰、雾化吸入、改善心功能等可酌情选用。还可用食疗互补，如舌红者食用百合地黄粥、舌苔白腻者选用薏苡仁山楂粥等。适量坚持户外活动，呼吸新鲜空气，根据个体耐受程度进行户外锻炼，可增强上呼吸道的耐寒能力，减少或避免感冒对该病的影响，也是有效的方法。

四、逆转肺纤维化的探讨

如何有效地阻止、延缓、逆转肺纤维化，是中西医共同探讨的问题。由于本病多见于老年人，西药作用的不确定性和相应的毒副作用，使之在临床上不能被广泛地使用。中医通过临床探讨，认为中药的单体或单味药具有抑制或抗肺纤维化的作用，如丹参注射液、川芎嗪注射液、当归注射液等通过抑制 NF-κB 的活化，减少细胞因子，抑制成纤维细胞的增生而起到抗纤维化的作用。刺五加注射液通过调节细胞因子紊乱，减轻细胞膜损伤，具有抗肺纤维化的效果。粉防己碱通过抗自由基的损伤而减轻纤维化。银杏制剂通过抑制炎症反应，减少 TGF-β mRNA 表达及蛋白的产生，使肺纤维化病变减轻。甘草酸对肺纤维化时肺组织的 TCG-β 表达有一定的抑制作用。姜黄素可抑制肺组织的胶原沉积，能起到延缓肺纤维化形成的作用。雷公藤提取物、昆布提取物、红景天对肺纤维化有一定的治疗作用。中药复方通过调节人体免疫，可达到逆转肺纤维化的效果。常用治疗方法为益气养阴法、活血化瘀法、化痰通络法、养肺活血法、扶正化瘀法、温润养血法、祛风通络法。益气养阴药物如西洋参、人参、党参、黄芪、沙参、冬虫夏草、百合、茯苓、阿胶等，有增强机体抗氧化防御系统，改善心肺功能的作用；活血化瘀药物如当归、川芎、桃仁、红花、鸡血藤、丹参、三七、水蛭、三棱、莪术等，可改善肺循环，增强机体功能，抑制成纤维细胞的增生；化痰通络药物如杏仁、苏子、瓜蒌、半夏、天竺黄、浙贝母、旋覆花等，可减轻肺纤维化损伤；养肺活血药物如黄芪、麦冬、沙参、五味子、川芎、莪术等，可减轻肺泡炎和肺纤维化进程；扶正化瘀药物如桃仁、绞股蓝、松花粉、虫草菌丝、五味子、丹参等，可抑制纤维化肺组织 MMP-2 活性，减少炎性损伤及胶原沉积；温润养血药物如黄芪、太子参、当归、熟地、款冬花、麦冬、丹参、三七、苏子、桂枝、蛤蚧、炙甘草等，可通过提高肺功能，改善微循环，调节免疫而抗纤维化；祛风通络则是以乌梢蛇为主药的复方，具有提高肺内谷胱甘肽的含量，减轻肺泡炎和纤维化的作用。

五、典型病例

案例：黄某某，男，70 岁，主因咳嗽、活动后气喘 10 个月，于 2015 年 6 月 20 日初诊。曾在某医院诊断为肺纤维化，服用泼尼松等治疗，无显著疗效。查体：患者面色不华，咳嗽，咳吐白痰，气短，剧烈活动后更甚，疲乏无力，易感冒，纳呆，二便正常，睡眠可，口唇紫暗，舌质暗红，苔薄白，脉弦细。证属肺脾肾虚、痰瘀互结。治宜补肺健脾益肾、化痰活血通络。药用：竹节参 15 g、生黄芪 12 g、生白术 12 g、生山药 15 g、浙贝母 15 g、苏子 12 g、地龙 10 g、炒枳实 12 g、炒谷芽、炒麦芽各 15 g、桃仁 10 g、杏仁 10 g、鸡血藤 20 g、山萸肉 12 g、补骨脂 10 g，水煎服。另以冬虫夏草、西洋参、山甲珠、文山三七、川贝母共为细末，装入胶囊，日 3 次，每次 5 粒，口服。经治疗 8 个月后，咳嗽、气短诸症消失，肺功能明显恢复，复查 CT 示肺纤维化已不明显。

按语：本患者由于肺气虚，宗气不足，血运不畅，肺失宣降，痰浊内生，脾不健运，中气不足，后天失养，久病及肾，纳气失司，故见肺脾肾气虚、痰瘀互结之证。治以竹节参、生黄芪、生白术、冬虫夏草、西洋参补肺健脾益气；炒枳实、炒谷芽、炒麦芽健脾消食助运；桃仁、鸡血藤、三七活血；川贝母、浙贝母、苏子、地龙、杏仁化痰散结通络；山萸肉、补骨脂补肾纳气。诸药熔补肺脾肾之气、化痰散结、活血通络于一炉。经治疗症状消失，肺纤维化成功逆转，收到满意效果。

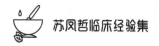

六、结语

肺纤维化的形成是涉及细胞、细胞因子、细胞外基质等多种因素，多环节相互作用和调节的复杂过程。中医认为其致病因素复杂，是以肺为中心的多脏器病变，正虚痰瘀互结贯穿于疾病的全过程。临床治疗要详审病机，掌握辨证要点，立足改善症状，调整机体，旨在阻止、延缓、逆转肺纤维化，灵活辨证论治。

(本文发表于 2008 年第 12 期《世界中西医结合杂志》)

第六节　肺纤维化中医治疗体会

特发性肺纤维化属于现代医学间质性肺病的一种，是指肺间质内大量成纤维细胞聚集并伴有炎性病变和损伤所导致的组织结构破坏，以弥漫性肺泡炎和肺泡结构紊乱为主要病理改变，以最终导致肺间质纤维化为特征的疾病，是肺脏损伤到晚期的一种常见的病理变化和共同结局，其起病隐匿，进展快，预后差，起病后平均存活时间为 2.8 ~ 3.6 年。目前特发性肺纤维化还没有完全查明病因，可能与病毒等微生物的感染、有机粉尘的吸入、放射线的辐射、有害气体的刺激等因素有关。近年来随着环境变化及人们生活方式的改变，本病发病率有上升趋势，除肺移植外，尚无有效的治疗措施，疗效差，病死率高。由于缺少有效的临床治疗方法，西医仍以糖皮质激素及免疫抑制剂治疗为主，但效果不理想，且长期大剂量使用后不良反应明显，病情呈进展趋势，故研发治疗本病有效的中药迫在眉睫。

纵览古今并无"特发性肺纤维化"这一病名，其临床表现为干咳、气促、胸闷气憋、劳累后症状加重，严重者可出现呼吸困难，依其临床症状，可归属于中医学"肺痿""肺痹"等范畴。《金匮要略》曰："寸口脉数，其人咳，口中反有浊唾涎沫者何？"同篇又讲"痿者萎也，如草木之枯萎而不荣，为津烁而肺焦也"，并指出应用射干麻黄汤以治之。现代医家总结历史文献及临床经验，认为这与肺纤维化渐进性呼吸困难、干咳、胸闷的临床表现相吻合。本病起病隐匿，初期以活动后呼吸困难、进行性加重、干咳、喘憋为主要特征，中期咳嗽、咳痰等症不易与早期区分，晚期呼吸浅短、咳嗽无力，病情危重。本病病位在肺，与五脏相关，其病机主要是"虚、痰、瘀"，虚则主要在肺、肾；而现代医家认为早期以肺气阴两虚为主，进展到中期可兼有瘀血，晚期可累及肾脏。本病病机特点是本虚标实而以本虚为主，早期就可累及肾脏，实则痰瘀阻络、脉络不通，并非一种瘀血病理因素。

一、肾虚为本

由于肺纤维化的平均发病年龄为 66 岁，故肺纤维化是一种老年病。疾病早期可仅见咳嗽，有痰或无痰，症状较单一，随疾病发展到晚期可见咳嗽无力、咳痰、呼吸困难、喘促等肺系疾病症状，可伴随如纳食不佳、消瘦、周身乏力等病症。肾主纳气，《类证治裁·喘证》："肺为气之主，肾为气之根，肺主出气，肾主纳气，阴阳相交，呼吸乃和。"《灵枢·天年》云"五十岁，肝气始衰，六十岁，心气始衰……，七十岁，脾气虚……，八十岁，肺气衰……，九十岁，肾气焦，四脏经脉空虚"，说明随着年龄增长，五脏之气日益衰绝，尤其肾脏之气虚衰日益彰显。另外，关于呼吸的记载，《难经》指出："呼出心与肺，吸入肝与肾。"肺纤维化患者随着疾病发展，肾虚之症表现日益明显，如咳嗽无力、呼吸浅短，说明肺纤维化疾病早期肺脏功能失职，疾病日久肾虚之症出现。可见，老年特发性肺纤维化肺肾亏虚，肾不能纳气归根是其主要病机。

故本病虽病情复杂，但其病机以肾气虚为本。本虚归属脏器为肾，以气虚为主，晚期伴有阳虚。可将肺纤维化分为三期：肺纤维化早期为正虚邪袭、肺失宣降，其治疗以祛邪为主、兼以补肾；中期正虚痰瘀互结，其治疗在补肾同时，兼以化痰通络；末期肺肾亏虚、肾不纳气，治疗要重点放在补肾固肾。可见肾气虚贯穿于肺纤维化的全过程，补肾应贯穿治疗始终，同时兼顾他症。

二、痰瘀阻络为标

标实指痰浊、瘀血、热毒，病势发展，早期痰浊、热毒伤肺为主，中期痰瘀互结，影响肺肾功能，形成正虚邪实并见局面，晚期正虚为主，肺肾俱虚，累及心脾。《素问·至真要大论》："诸气膹郁，皆属于肺。"《仁斋直指方》："惟夫邪气伏藏、痰涎浮涌，呼不得呼，吸不得吸，于是上气促急。"肺主气，司呼吸，肾主纳气，肺肾亏虚，津液不布，津停为痰，痰阻气机，血行瘀滞，脉络痹阻而成本证。其病位在肺、肾，本虚为主，标实为辅。本病病程长，肺气耗损，血液生化乏源，气血运行失畅，滞留于脉中为瘀血；气统摄津液运行，气虚则津液运行不畅，脾胃上输水谷精微受阻，且久病及肾，肾气受损，气不化津，日久则水液停聚于脏腑腠理煎熬成痰。痰瘀阻络，阻于肺脉，出现咳嗽、气短、呼吸困难等症状。痰瘀既是本病的致病因素，又是本病的病理产物，痰瘀互结，肺肾亏虚，使疾病迁延难愈。肺纤维化的病症以本虚标实为主要病机，故治疗要标本兼治。

三、标本兼治

本病虽病情复杂，但以肾虚为本，痰瘀、脉络瘀阻为标，标本互为因果。本着治病求本原则，治疗以补肾为主，但单补肾而不化痰通络，疗效不突出，故在补肾基础上加用化痰通络药物，标本兼治，相辅相成，能提高疗效，并缩短疗程。笔者通过 60 例老年肺纤维化患者的临床总结，证实肾虚痰瘀阻络为肺纤维化的主要病机，由此拟定了补肾通络方为治疗老年特发性肺纤维化的有效方剂，药物组成：西洋参、虫草花、蛤蚧、全蝎、浙贝母、穿山甲、地龙、僵蚕、三七、桃仁，临证加减，经临床观察研究，取得满意疗效。

四、病案举例

案例：患者，女，68 岁，北京市人，刻下：活动后呼吸困难十年，加重 2 周，于 2016 年 12 月 20 日就诊。十年前无诱因出现活动后呼吸困难，咳喘伴咳痰呈白色，以后多以干咳为主，长期口服止咳药。2 周前感冒后，出现彻夜咳嗽，痰不易咳出，口唇发绀，食少，腹胀，稍动即喘息不止，二便不利，舌苔白腻，舌质淡，脉弦滑。他院查肺 CT 显示：双肺纹理增多、紊乱，双肺下可见多发磨玻璃样密度增高影，纹理呈细网状及多发囊状病变，可见小叶间隔增厚，支气管血管束毛糙；动脉血气分析：PaO_2 65 mmHg。既往冠心病 3 年，服用阿司匹林及辛伐他汀治疗。现代医学诊断：老年特发性肺纤维化，冠心病。根据患者咳嗽、气喘、咳白痰、食少、腹胀、口唇发绀，舌苔白腻、舌质淡、脉弦滑等症状，辨证为肺肾气虚、痰湿内蕴，治则：祛湿化痰，止咳平喘，予以补肾通络方加减，处方：陈皮 10 g、厚朴 6 g、炒苍术 6 g、茯苓 10 g、甘草 10 g、炒白术 15 g、西洋参 6 g、虫草花 3 g、蛤蚧 6 g、全蝎 6 g、浙贝母 10 g、穿山甲 6 g、地龙 10 g、僵蚕 6 g、三七 3 g、桃仁 6 g、焦三仙 30 g。上方服用 1 周后，咳痰好转，食少、腹胀减轻，痰湿之邪去后，给予院内协定方补肾通络方汤剂治疗，处方：西洋参 6 g、虫草花 3 g、蛤蚧 6 g、全蝎 6 g、浙贝母 10 g、穿山甲 6 g、地龙 10 g、僵蚕 6 g、三七 3 g、桃仁 6 g，日一剂，水煎分次温服，治疗 1 个月余，患者自觉呼吸困难减轻，动脉血气分析：PaO_2 升高为 80 mmHg。之后继续给予汤剂治疗 6 个月，来院复查，干咳及喘息等症均较前好转，各项指标亦有改善，继续服药 6 个月，患者一般情况良好，可行简单体力劳动，疗效较满意，至今已三年，患者健在。

按语：根据患者症状，辨证为肺肾气虚、痰湿内蕴。此时患者痰湿之邪旺盛，应以祛湿化痰、止咳平喘为治则，予以补肾通络方加减，以陈皮、厚朴、炒苍术为君药化湿祛痰，病情好转后，再给予院内协定方补肾通络方汤剂治疗，此时以西洋参、虫草花、蛤蚧为君药来补肾为主，佐以活血通络化痰之品，坚持服用病情好转。考虑到老年患者的特点，补肾通络方寒温并用，升降相宜，补肺肾而不致燥，化痰瘀而不伤正。选用西洋参补气养阴，清热生津配伍蛤蚧、虫草花补益肺肾、纳气平喘，浙贝母清热化痰散结，三七、桃仁活血祛瘀通络，全蝎、穿山甲、地龙活血散结、通经活络，僵蚕化痰散结、解除气管痉挛，全方补气、补肾、化痰、活血、化瘀、通络，切中病机，选药精当，配伍严谨，临床应用取得较好效果。

（本文发表于 2017 年第 9 期《环球中医药》杂志）

第七节 老年肺纤维化治疗关键在于补肾

肺纤维化是多种原因引起的以弥漫性肺泡炎和肺泡结构紊乱最终导致肺间质纤维化为特征的疾病。其发病过程可概括为肺损伤和肺纤维化两个阶段。中医将肺纤维化归属于"肺痿""肺痹""咳喘"等范畴。《素问·痹论》认为肺痹乃"皮痹不已，复感于邪，内舍于肺"，则为肺痹，"肺痹者，烦满喘而呕"。在《素问·痿论》中，指出了肺痿乃"肺热叶焦，则皮毛虚弱急薄，著则生痿躄也"。《黄帝内经》中所说的肺痿与肺痹概括了肺纤维化的特点，说明了肺纤维化是以喘、虚、瘀为主证的疾病。气上逆而喘，气不归根曰虚，气虚不能推动血液运行为瘀。因喘、因虚、因瘀，主要表现是气短，气不能接续主要责之于肺、肾，肾主纳气归根，肾失于摄纳则为喘、为虚、为瘀，故在肺纤维化的病机演变中，肾虚是根本，因此补肾应是治疗

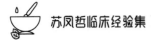

肺纤维化的关键。

一、喘

气上逆为喘，喘者，气短不能接续也。肺主气，司呼吸，肺之宣发、肃降完成了肺的呼吸功能，呼吸包括外呼吸（肺通气和肺换气）和内呼吸（气体在血液中的运输），内、外呼吸的整体运动仅靠肺是难以完成的。《难经》曾指出："呼出心与肺，吸入肾与肝。呼吸之间，脾受谷味也，其脉在中"，指出了呼吸过程是由五脏共同参与完成的。清代医家林佩琴指出："肺为气之主，肾为气之根，肺主出气，肾主纳气，阴阳相交，呼吸乃和，若出纳升降失常，斯喘作焉。"指出了肺、肾在呼吸中的重要作用，一般认为，呼气在于肺，吸气在于肾主纳气的作用，若肾不能纳气归根，则会出现呼多吸少的症状，亦即气喘。如肺纤维化的气喘，气喘乏力者为肺脾气虚；语言低怯，动则喘甚，多为肺肾气虚；气喘伴冷汗为肾阳虚；气喘伴燥热为肾阴虚。老年肺纤维化，主要临床表现为呼吸功能减弱和微循环障碍，以气短、发绀为突出症状，此时着重于补肾，化痰祛瘀通络脉，临床使用西洋参、白果、虫草花等补肾，浙贝母、地龙、全蝎、穿山甲等化痰祛瘀通络，标本兼治，可收到很好的效果，成为治疗老年肺纤维化的主要治法。

二、虚

老年肺纤维化归于中医"肺痿"范畴，肺痿发病多因于虚，以肺燥阴伤和肺气虚冷为主要病机。素体阴虚燥热或热病、久病、药后伤阴，肺阴虚可致虚热肺痿；素体阳虚及久咳耗伤阳气，肺脏有寒，失于濡养而致虚冷肺痿。肺阴虚肺痿及阳虚肺痿，最终都会伤及肾，造成肺肾两虚，肺叶萎弱。因此，肺纤维化的整体特点为本虚标实，正气虚，气虚运行不畅，水津失布，血脉瘀阻，导致痰浊、瘀血互结；另一个特点是肺纤维化初期就有肾虚的表现，久之肾精亏损，吸气不能降纳，肺主气的功能进一步受损，不能辅心、佐肝、助脾，终致五脏功能"瀑布样"紊乱、丧失，最终出入废而神机化灭。老年肺纤维化早期为（肾）虚邪袭，肺失宣降；中期正（肾）虚痰瘀互结；末期肺肾亏虚，肾不纳气。肾虚贯穿于肺纤维化的全过程，因此肺纤维化一旦发生，就要补肾。治疗上应紧紧围绕补肾通络的主线，兼证治疗应在此基础上辨证论治。

三、瘀

瘀血既是病理产物，又是致病因素，瘀血的形成不外两个原因，一是气滞血瘀，一是气虚血瘀。肺纤维化的病证以本虚标实为主要病机。正虚主要是肺、脾、肾三脏的虚损，标实主要是痰瘀互结。因肺、脾、肾的功能失调，致使痰、瘀等病理产物阻于肺络，从而产生一系列病变。也有感受外邪、肺失宣降、气血不通而致瘀者，究其内因还是正气亏虚而致外邪入侵。正气足则外邪无以侵犯，肺气亏虚，津液失布，聚饮为痰，痰阻血瘀；脾虚生湿，湿聚为痰，痰瘀互结；肾虚失于气化，水液停聚为痰，因痰致瘀。痰瘀阻痹则胸闷、气短、憋气、口唇发绀，形成肺纤维化的主要症状。痰瘀不去，则进一步阻遏阳气，出现畏寒肢冷；瘀血内阻，瘀久化热，可致发热瘀血阻滞气机的升降造成胸闷、胁痛；痰瘀互结，正气损伤，致久咳不愈。若要祛除痰瘀，温阳通脉、清热化瘀、行气散瘀、化痰祛瘀等诸法必不可少，但正虚是其病变的主要原因，故补虚祛瘀为正治之法。又因为激素、免疫抑制剂、细胞毒药物的西医治疗，进一步导致了元气的亏损，元气发于肾，为气血运行的动力，邪毒羁留，痰瘀交结，正气损伤日益加重，单一治法实难奏效，应熔补肾纳气、化痰祛瘀、解毒等多法于一炉，随证加减，方可改善症状，提高患者生存质量。总之，老年肺纤维化，病症复杂，肾虚贯穿始终，故在治疗中，不论早期、中期还是晚期，补肾是治疗的关键，通过补肾可以驱散外邪，祛除痰瘀，排除毒邪，从而达到扶正祛邪、邪去正安的目的。

（本文发表于 2017 年第 3 期《中医临床研究》杂志）

第八节　补肾通络汤治疗老年特发性
肺纤维化的临床研究

特发性肺纤维化（idiopathic pulmonary fibrosis，IPF）是指肺间质内大量成纤维细胞聚集并伴有炎性病变和损伤所导致的组织结构破坏，以弥漫性肺泡炎和肺泡结构紊乱为主要病理改变，以最终导致肺间质纤维化为特征的疾病，是肺脏损伤到晚期的一种常见的病理变化和共同结局，其进展快，预后差，中位生存期短，中位生存期仅为 2.8 年。目前特发性肺纤维化还没有完全查明病因，可能与病毒等微生物的感染、有机粉尘的吸入、放射线的辐射、有害气体的刺激等因素有关。近年来随着环境变化及人们生活方式的改变，本病发病率有上升趋势，西医治疗措施有限，除肺移植外，尚无有效的治疗措施，疗效差，病死率高，尤其老年特发性肺纤维化，由于缺少有效的临床治疗方法，西医仍以糖皮质激素及免疫抑制剂治疗为主，效果不理想，且长期大剂量使用副作用明显，病情呈进展趋势。肺纤维化是一个缓慢的进行性疾病，其发病机制尚未被人们所完全了解，且一旦形成就很难治愈。就临床实践而言，仍缺乏能提高肺纤维化患者生存率和生活质量的药物。故研发对本病有效的中药治疗迫在眉睫。目前，中药抗肺纤维化的研究已经取得一定进展，对肺纤维化有效的中药研究主要集中在抗自由基损伤、抑制炎性因子的释放、发挥抗炎性损伤作用、影响胶原代谢过程、降低应激反应的强度等方面。

笔者潜心于老年特发性肺纤维化的临床研究，通过大量临床观察发现，老年特发性肺纤维化患者，其病因、病机多属肾虚痰瘀阻络，应用补肾通络法，给予口服中药汤剂和（或）中药膏方治疗，取得了满意的疗效。现代医学认为肺纤维化的病位主要是在肺泡壁，并累及小气道和小血管，与肾虚痰瘀阻络的病机极为相似，故从好转的肺纤维化患者中总结诊治心得并结合多年的临床经验，拟定了补肾通络汤治疗老年特发性肺纤维化，临证加减，经反复临床观察研究，取得满意疗效，现报道如下。

一、资料与方法

1. 临床资料

（1）资料选择：选取 2013 年 10 月至 2016 年 3 月期间在石家庄市中医院与北京市通州区中西医结合医院门诊就诊或住院的、符合西医特发性肺纤维化诊断的患者，并经辨证属肾虚痰瘀阻络者，共 62 例，其中男性 31 例，女性 31 例，年龄 60～89 岁。采用随机分组的方法，将诊断明确的 62 例老年特发性肺纤维化患者随机分为两组进行治疗，其中对照组 32 例，治疗组 30 例。对照组中男性 15 例，女性 17 例，年龄 60～89 岁；治疗组中男性 16 例，女性 14 例，年龄 60～89 岁。两组患者在年龄、性别、病程、临床表现等一般资料方面比较，差异无统计学意义（$P > 0.05$）。

（2）中西医诊断标准如下。

1）西医诊断标准：参考中华医学会呼吸病学分会特发性肺纤维化诊断

和治疗指南（草案）（2002）诊断标准，刺激性干咳或进行性呼吸困难，肺部可闻及 Velcro 啰音，胸部高分辨 CT 显示：两中下肺或两肺弥漫性间质病变，肺功能呈限制性通气功能障碍，弥散功能中等以上降低，肺泡—动脉氧分压差增大，或经纤支镜肺活检符合特发性肺纤维化改变。

2）中医证候诊断标准参照《中医临床诊疗术语证候部分》。

（3）纳入标准：所有患者均符合肺间质纤维化的临床诊断标准及中医证候诊断标准；60 周岁以上；患者及其家属均知情并签署本研究的知情同意书；并取得医院伦理委员会批准，符合伦理学要求。

（4）排除标准：排除合并肺结核、恶性肿瘤者；合并精神类疾病或传染病者；妊娠或哺乳期妇女；病情危重及随时有生命危险者；对本研究药物过敏或者不适宜长期服用该方药者。

（5）剔除标准：研究期间发生死亡、停药等情况的患者，将予以剔除。本研究中所有患者均未发生死亡及停药情况。

2. 方法

（1）治疗方法

1）对照组给予泼尼松 0.5 mg/（kg·d），4 周后改为 0.25 mg/（kg·d）；沐舒坦 30 mg，日 3 次，以及应用抗生素等西药规范治疗。连续治疗 12 周后检测肺功能（FEV_1/L、FVC/L、FEV_1/FVC%）、6 分钟步行试验、转化生长因子（TGF-β1）、炎症因子（C-反应蛋白、肿瘤坏死因子）。

2）治疗组：在应用西药规范治疗基础上，给予补肾通络汤，其药物组成：西洋参 10 g，虫草花 12 g，蛤蚧 3 g，全蝎 3 g，穿山甲 6 g，地龙 10 g，僵蚕 10 g，浙贝母 12 g，三七 10 g，桃仁 6 g 等，日 1 剂，水煎煮 2 次，早晚 2 次温服；连续治疗 12 周后检测肺功能（FEV_1/L、FVC/L、FEV_1/FVC%）、TGF-β1、C-反应蛋白、肿瘤坏死因子。

（2）中医疗效判定标准：参照《中药新药临床研究指导原则》制定的肺间质纤维化疗效标准，显效：临床气短、喘息、咳嗽、咳痰、乏力等症状明显改善，肺功能测定显著好转；有效：临床气短、喘息、咳嗽、咳痰、乏力等症状有所改善，肺功能测定有一定的好转；无效：临床症状和体征均无明显变化，肺功能明显受损，甚至病情加重。总有效率为显效和有效患者例数占总例数的百分比。

3. 统计学处理

采用 SPSS13.0 软件进行统计分析，实验数据以均数±标准差（x±s）

表示，两组间均数比较用 t 检验，计数资料采用 X^2 检验，以 $P < 0.05$ 为差异有统计学意义。

二、结果

1. 两组患者治疗效果的比较

治疗后治疗组患者总有效率为97.0%，对照组总有效率为62.5%，治疗组明显高于对照组，两组比较差异有统计学意义（$P < 0.05$），结果见表2-1。

表2-1　两组患者治疗效果的比较（例）

组别	例数	显效	有效	无效	总有效率（%）
对照组	32	10	10	12	62.5
治疗组	30	16	11	3	97

注：与对照组比较，$P < 0.05$。

2. 两组患者肺功能的比较

两组治疗前比较差异无统计学意义（$P > 0.05$）；治疗后两组患者肺功能指标 FEV_1/L、FVC/L、$FEV_1/FVC\%$ 与治疗前比较，差异有统计学意义（$P < 0.05$）；且治疗组患者肺功能指标 FEV_1/L、FVC/L、$FEV_1/FVC\%$ 明显增加，与对照组比较，差异具有统计学意义（$P < 0.05$）。结果见表2-2。

表2-2　两组患者肺功能的比较（$x \pm s$）

组别	例数	时间	FEV_1/L	FVC/L	FEV_1/FVC（%）
治疗组	32	治疗前	1.54 ± 0.07	2.21 ± 0.09	58.68 ± 2.18
		治疗后	2.18 ± 0.09	3.27 ± 0.10	66.64 ± 2.39
对照组	30	治疗前	1.49 ± 0.82	2.25 ± 0.11	59.65 ± 3.09
		治疗后	2.83 ± 0.09	3.74 ± 0.15	74.92 ± 2.50

注：与本组治疗前比较，$P < 0.05$；治疗后组间比较，$P < 0.05$。

3. 两组患者转化生长因子的比较

两组治疗前比较差异无统计学意义（$P > 0.05$），治疗后两组患者转化生长因子水平均降低，与治疗前比较，差异有统计学意义（$P < 0.05$）且治疗组转化生长因子水平明显降低与对照组相比较，差异有统计学意义（$P < 0.05$）。结果见表2-3。

表 2-3 两组患者转化生长因子（TGF-β1）的比较（μg/L，x±s）

组别	例数	治疗前	治疗后
对照组	32	23.11±3.67	17.51±4.12
治疗组	30	24.34±4.01	12.40±3.57

注：与本组治疗前比较，$P<0.05$；治疗后组间比较，$P<0.05$。

4. 两组患者 C-反应蛋白、肿瘤坏死因子指标的比较

两组治疗前比较差异无统计学意义（$P>0.05$）；治疗后两组患者体内 C-反应蛋白、肿瘤坏死因子水平均降低，与治疗前比较，差异有统计学意义（$P<0.05$）；且治疗组体内 C-反应蛋白和肿瘤坏死因子水平明显降低，与对照组比较，差异有统计学意义（$P<0.05$）。结果见表 2-4。

表 2-4 两组患者 C-反应蛋白、肿瘤坏死因子指标的比较（x±s）

组别	例数	时间	C-反应蛋白（mg/L）	肿瘤坏死因子（ng/L）
对照组	32	治疗前	1.16±0.64	4.99±0.81
		治疗后	1.10±0.67	3.96±0.88
治疗组	30	治疗前	1.17±0.59	4.67±0.64
		治疗后	1.05±0.45	1.22±0.62

注：与本组治疗前比较，$P<0.05$；治疗后组间比较，$P<0.05$。

5. 两组患者治疗前后 6 分钟步行试验比较

对照组治疗前、后 6 分钟步行试验分别为（241.4±120.9）m、（253.6±135.1）m。治疗组治疗前、后 6 分钟步行试验分别为（239.4±1197）m、（274.6±125.7）m。两组治疗前比较差异无统计学意义（$P>0.05$）。治疗后治疗组较治疗前明显增加（$P<0.05$），对照组较治疗前无明显改善（$P>0.05$）。治疗后治疗组与对照组比较差异有统计学意义（$P<0.05$）。结果见表 2-5。

表 2-5 两组患者治疗前、后 6 分钟步行试验比较（x±s）

组别	例数	治疗前	治疗后
对照组	32	241.4±120.9	253.6±135.1
治疗组	30	239.4±119.7	274.6±125.7

注：与本组治疗前比较，$P<0.05$；治疗后组间比较，$P<0.05$。

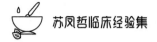

三、讨论

肺纤维化是现代医学提出的概念，中医学并无此名的记载。现代医家根据临床表现将其归为"肺痿""肺痹""喘证"等疾病的范畴，认为气虚、阴亏血瘀是其病机发展过程的重要因素。但中医药的研究尚属起步阶段，尤其对于其发病机理的深入系统性研究涉及甚少。近几年来，临床治疗以扶正为主的报道，多为补肺气、补脾气、养阴者，如以补肺汤治疗肺纤维化，可减少肺间质细胞内胶原和基底膜的破坏，延缓和减少肺纤维化的形成；养阴润肺代表方剂沙参麦冬汤对肺间质纤维化模型动物的氧自由基损伤有不同程度的干预作用，并能降低其血清层粘连蛋白及透明质酸含量，改善细胞外基质代谢；也有以补肺肾、化瘀通络为功效的肺纤胶囊，可改善肺对炎性反应的修复，同时降低 TGF-β 等致纤维化因子的表达，从而起到抑制肺纤维化的作用，这些均证明了中医中药在肺纤维化治疗中的重要作用。中医认为肺纤维化属于本虚标实，笔者在临床中观察到本虚主要在于肾，标实则是痰瘀阻于络脉，其治疗上治本应补肾，治标则应活血通络，即"补肾通络法"。老年特发性肺纤维化为临床疑难病症，治疗不求速愈，而控制病情、改善症状、提高患者生存质量、延长生命是本病的治疗原则，也是本病的治目标。肺纤维化符合虚实夹杂及虚实转化的病机演变；虽病情复杂，但以肾气虚为本，痰瘀脉络瘀阻为标，标本互为因果。本着治病求本的原则，以补肾为主，但单补肾而不化痰通络，疗效不突出，故在补肾基础上加用化痰通络药物则标本兼治，相辅相成，能提高疗效，并缩短疗程。而老年特发性肺纤维化的最大特点在于患者年老体虚，肺肾两虚，疾病日久，入络化瘀，故拟补肾通络法治疗此病。本研究结果表明，治疗组患者肺功能、6 分钟步行试验所得数据均较对照组明显升高，提示补肾通络法可以改善患者的肺功能及步行长度，其作用机制可能与抑制体内炎症反应及阻断转化生长因子作用有关。

本试验研究观察到，肺纤维化患者体内炎症反应明显，C - 反应蛋白、肿瘤坏死因子是体内主要的炎症因子。以补肾通络方治疗肺纤维化患者，可见其肺功能水平上升，临床症状改善，炎症因子水平下降，提示炎症反应减轻。C - 反应蛋白是区分低水平炎症状态的灵敏指标及疗效指标，其升高提示体内存在急性期炎症反应，肺纤维化患者体内检测到 C - 反应蛋白升高，应用补肾通络方后可见到治疗组 C - 反应蛋白水平下降，提示肺纤维化患者应用中药治疗后效果显著。许多研究结果表明，肺间质纤维化和肿瘤坏死因子的异常表达有关，其主要作用是诱导其他细胞因子产生、刺激纤维细胞增生、介导炎症反应等，与间质炎症和肺纤维化的诱发和发展存在紧密关系。肿瘤坏死因子可激活炎症因子并促进其合成与分泌，在肺部聚集中性粒细胞，损伤血管内皮细胞，造成嗜酸性粒细胞和中性粒细胞激活，进而使其产生超氧化物，同时释放出溶酶体酶，毒害肺间质细胞。巨噬细胞、中性粒细胞和淋巴细胞聚集而成的纤维细胞作用明显增强，细胞外基质沉淀明显可见，最终导致肺纤维化发生。在肺纤维化患者血浆中可以检测到肿瘤坏死因子的含量水平较高，在肺组织损伤阶段起到了至关重要的作用。转化生长因子是一种直接致肺纤维化的细胞因子，是一个关键性的致纤维化介质，是开展新的抗纤维化治疗的一个理想靶位，通过阻断转化生长因子的作用来治疗肺纤维化疾病，是近年研究的热点之一。本课题选用补肾通络汤口服联合西医常规疗法治疗肺纤维化，研究结果表明，与单纯西医常规治疗比较，补肾通络汤联合西医常规疗法能有效改善患者症状和体征，提高临床疗效，该疗法能有效改善肺通气、换气功能，改善缺氧。治疗组治疗后血中转化生长因子浓度显著降低，提示补肾通络汤有抗肺纤维化的作用。因此，采用中西医结合方法治疗有更好的临床疗效，有利于控制病情，提高患者生存质量，具有很好的研究前景。补肾通络方在治疗老年肺纤维化的同时，还考虑到老年患者的特点，每一味中药的归经和性味，全方寒温并用，升降相宜，补肺肾而不致燥，化痰瘀而不伤正。选用西洋参补气养阴、清热生津，选用蛤蚧、虫草花补益肺肾、纳气平喘，选用浙贝母清热化痰散结，选用三七、桃仁活血祛瘀通络，全蝎、穿山甲、地龙活血散结、通经活络，僵蚕化痰散结、解除气管痉挛，全方补气、补肾、化痰、活血、化瘀、通络，由于切中病机，选方精良，配伍严谨，故该方在临床应用中取得较好的效果。

综上所述，补肾通络法治疗老年特发性肺纤维化疗效明显，可改善患者肺功能及步行长度，提高患者生活质量，适合于临床推广应用。本研究临床样本量较少，故应进一步扩大样本量，若能从多角度研究补肾通络法对老年特发性肺纤维化的疗效及作用机制，可为中医药治疗老年特发肺纤维化提供治疗方法与思路。

（本文发表于 2017 年第 12 期《世界中西医结合杂志》）

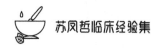

第九节　运用虫类药治疗癌性疼痛的临床经验

　　笔者作为国家第一批优秀中医临床人才，师从第一届国医大师路志正教授、首都国医名师张炳厚教授。深刻领悟路志正先生圆机活法、灵活辨证的思想以及张炳厚先生善用方药、出奇制胜的经验，并将张炳厚老师的经验方"疼痛三两三"灵活运用于癌症后期转移疼痛的治疗中，总结为三步疗法：第一步采取辨证论治的方法，第二步结合虫类药组合，第三步疼痛严重者则以辨证治疗加虫类组合再加小白花蛇治疗，此法在临床收到一定效果，兹将其临床经验总结如下。

　　虫类药组合共三味药，分别是全蝎、乌梢蛇、蜈蚣，病情较重的则在此基础上加入金钱白花蛇。全蝎性味辛平，有毒，归肝经，具有熄风止痉、攻毒散结、通络止痛的功效。现代药理研究表明全蝎具有抗肿瘤、镇痛、镇静、抗癫痫及抗凝血等多种药理活性。乌梢蛇，味甘，性平，归肝经，具有祛风、通络、止痉的功效。现代药理研究显示乌梢蛇具有抗炎、镇痛、消肿、解毒及升高白细胞等作用。蜈蚣，味辛，性温，有毒，归肝经，具有辛温走窜、通经逐邪的功效，为祛风镇痛、攻毒散结之要药。现代药理研究表明蜈蚣具有抗肿瘤、调节免疫、镇痛抗炎、改善心脑供血、抗菌等作用。金钱白花蛇性味甘、咸、温，头部有毒，入肝经，具有祛风湿、镇痉、攻毒止痛的功效。现代研究显示金钱白花蛇对呼吸肌、神经系统均有抑制作用，具有镇静、催眠、镇痛作用。苏凤哲教授临床应用虫类药治疗癌性疼痛病症时，善于精准辨证，在此基础上，根据患者病程长久、病情轻重、邪之深浅，配以上虫类药，常能事半功倍、疗效显增，现举4例，以飨同道。

一、补脾肾、化痰祛瘀治疗脑瘤头痛

　　案例：王某某，女，63岁，于2018年11月4日初诊。既往脑瘤20余年，分别于1983年及1987年行手术治疗；高血压病史20余年，糖尿病5年。证见：头痛，双眼疼痛，呈胀痛，疼痛持续1~2小时难缓解，口角易流涎，腰酸腿软，走路乏力，大便不成形30余年，睡眠2小时一醒，夜尿3~4次，舌红、苔薄白，脉沉细尺弱。辅助检查：头颅磁共振（2018-8-27）提示：右侧脑桥角异常信号影，较2014年10月23日检查变化不大；多发脑软化灶（右侧小脑半球、右枕叶、双基底节区）。辨证：脾肾亏虚、痰湿瘀毒内阻证，治疗当健脾益肾，除湿、化痰、逐瘀、解毒。方药：炒白术15 g、生山药30 g、炒苍术15 g、高良姜12 g、法半夏10 g、川牛膝30 g、炒杜仲20 g、益智仁20 g、金樱子15 g、车前子30 g、茯苓30 g、泽泻20 g、川芎30 g、珍珠母30 g、全蝎3 g、乌梢蛇6 g、蜈蚣1条、生姜3片、大枣2枚，水煎服，日2次，14剂。2018年11月18日复诊，药后头痛、双眼疼痛明显减轻，疼痛瞬间而过，仍大便不成形，睡眠易醒，夜尿次数多。舌红、苔薄白，脉沉细尺弱。方药：前方去杜仲、车前子、生姜、大枣、珍珠母，加合欢皮20 g、炒枣仁30 g、干姜12 g、天麻20 g，14剂，水煎分早晚两次服用。之后随证加减，共服用五十余剂，随访2个月，患者偶有疼痛，不影响日常生活，大便偶有不成形，睡眠改善，夜尿2~3次。

按语：脑瘤包括由原发性脑瘤和其他部位转移至颅内的继发性脑瘤，在中医学文献中，类似于"头痛""头风""厥逆""眩晕""癫痫"及"中风"等病症。苏师认为脑瘤为本虚标实之病，在本为脾肾两虚，在标为痰湿瘀毒。肾为先天之本，脾为后天之本；脾肾两脏互助为用，若脾肾两虚，津液输布失常，痰湿内生，混浊凝滞，盘踞于脑络，久而成积。脑瘤为有形成块之物，元·朱震亨《丹溪心法》曰："凡人身上中下有块者多是痰，痰之为物，随气之升降，无处不到。"《灵枢·百病始生》："凝血蕴里而不散，津液涩渗，著而不去，而积皆成矣。"故脾肾亏虚，痰湿内生，瘀毒互结，凝于颅内，脑瘤自生。其治疗以扶正祛邪、攻补兼施为治疗之根本。扶正又以健脾益肾为要，祛邪以除湿、化痰、逐瘀、解毒为紧。此案初诊时苏师以高良姜、山药、炒白术、牛膝及杜仲健脾益气、补肾填精、强腰壮膝，以车前子、茯苓、泽泻、苍术淡渗利湿，以法半夏燥湿化痰，以珍珠母重镇安神，以益智仁、金樱子暖肾固精缩尿，以川芎引药上行、直达病所，配全蝎、蜈蚣、乌梢蛇以搜风祛邪、通络止痛。二诊时头痛、双眼疼痛明显减轻，睡眠仍较差，因久病耗伤心肝阴血，去珍珠母，加用枣仁、合欢皮以安神养心；大便仍不成形，去生姜、大枣，加用干姜以增强温脾祛湿之力；头痛未除，加用天麻，合川芎成《普济方》天麻丸之意，祛风止痛。纵观全程，病证合参，配伍相宜，尤其用虫类药通络止痛，故能收获良效。

二、补肝肾、散瘀止痛治疗骨转移疼痛

案例：赵某某，女，50岁，主因全身骨骼肌肉疼痛半年，于2018年4月初就诊。患者2013年患卵巢癌，行手术、化疗、放疗治疗后，2017年10

月出现骨骼转移疼痛，影响睡眠，食欲减退，全身酸楚疼痛，有时怕冷，有时潮热出汗，面色㿠白，大便干，舌苔白腻，脉弦细。西医诊断：卵巢癌骨转移，骨扫描可见胸肋骨、椎骨等多处骨转移。中医辨证：肝肾亏虚，脉络瘀阻。治则：补肝肾，祛瘀通络。处方：制附片20 g（先煎一小时）、川牛膝20 g、生白术60 g、虎杖15 g、骨碎补30 g、透骨草20 g、砂仁12 g（后）、炒麦芽30 g、女贞子15 g、补骨脂12 g、生地15 g、芒硝8 g（后）、全蝎5 g、乌梢蛇8 g、蜈蚣1条、金钱白花蛇1条，7剂，水煎服。

二诊：服药7天后，全身骨骼疼痛有减轻，大便通畅，怕冷、出汗等症状有减轻，上方去芒硝，加土大黄15 g，时至春季，但仍有倒春寒，上方制附片加量到30 g，继服14剂。

三诊：药后疼痛续有减轻，疼痛能忍受，睡眠好转，食欲可。大便常，继以上法调理治疗3个月，患者全身疼痛几乎消失，纳寐可，二便调。半年后随访，情况良好。

按语：笔者认为肝肾亏虚为骨转移疼痛的根源，肝在体合筋，筋附着于骨而聚于关节，肝之阴血亏虚不能濡养筋骨，则肢体麻木疼痛，屈伸不利；肾主骨生髓，骨髓生化有源，肾精亏虚不能荣养骨骼，不荣则痛；肾中所藏元阳，为人体阳气之根本，肾阳不足难以散寒湿则易受其他病理因素侵袭而发为骨瘤。肝肾亏虚，筋骨失于荣养，易受寒湿之邪侵袭，气血运行不畅，日积月累致瘀毒凝滞，络道阻塞，聚而成形，发为骨瘤。此案患者年至五十，证见全身酸楚疼痛，有时怕冷，有时潮热出汗，面色㿠白，此均为肝肾不足、阴阳两虚的表现，故苏师以川牛膝、骨碎补、女贞子、补骨脂、生地黄益肾精、补肝肾、强筋骨，以制附片温肾阳、散寒湿，以白术、砂仁、麦芽健脾祛湿，以虎杖、透骨草祛风利湿、散瘀定痛，患者大便偏干、以芒硝软坚化滞、荡涤肠胃，并配以虫类药组合及金钱白花蛇散瘀通络止痛。因辨证准确，标本兼治，方证相应以及虫类药组合的良好功效，患者全身疼痛等不适缓解明显，疗效显著而持久。

三、清湿热、补肾通络止痛治疗前列腺癌疼痛

案例：臧某某，男，63岁，主因前列腺癌8个月，小腹疼痛1个月，于2018年5月就诊。患者8个月前诊断前列腺癌，查前列腺特异抗原45 ng/mL（参考范围0~4 ng/mL），前列腺大小为6.3 cm×4.2 cm×3.2 cm，伴有尿频、尿急、尿疼症状，小腹痛，腰酸，夜尿频多，大便干，纳食可，

睡眠尚可，舌苔白腻，脉弦滑。西医诊断：前列腺癌。中医辨证：湿热瘀阻、肾虚不固。治则：清利湿热、通淋止痛、补肾缩尿。方药：法半夏10 g，厚朴12 g，生白术60 g，炒枳实20 g，瓜蒌30 g，虎杖15 g，土茯苓20 g，石韦15 g，冬葵子15 g，穿山甲5 g，川牛膝20 g，金樱子30 g，全蝎5 g，乌梢蛇6 g，蜈蚣1条，蒲公英20 g，生姜2片，大枣3枚。14剂，水煎服。

二诊：药后患者尿频、尿急、尿疼症状有减轻，小腹痛也有减轻，大便不干，睡眠可，仍有夜尿多。遵上法，去冬葵子，加益智仁20 g、山药20 g、瞿麦15 g。继用14剂，患者药后小腹痛消失，前列腺大小基本恢复正常。

按语：该患者为前列腺癌8个月，小腹痛1个月，尿频、尿急症状明显。苏师认为其本在于肾虚不固，其标在于湿热瘀阻。中医学认为，肾开窍于二阴，主二便；肾合膀胱，膀胱者，津液之府也；肾者，胃之关也，关门不利，故聚水而生病也。《素问·上古天真论》指出：男子"七八……天癸竭，精少，肾脏衰，形体皆极。"该男子63岁，随着年龄增长，身体的整体机能处于下降阶段，肾精不足更明显，膀胱气化不利，生湿蓄水化热，湿热蕴于下焦，则见尿频、尿急、尿疼等症。故治疗时以石韦、冬葵子、瞿麦、蒲公英、虎杖、土茯苓等清利湿热，以法半夏、厚朴、白术、枳实、瓜蒌等健脾除湿、化痰行气，有升有降以调畅气机，以牛膝、益智仁、金樱子、山药等补肾缩尿。《景岳全书·癃闭》言："或以败精，或以槁血，阻塞水道而不通也。"认为瘀血阻于下焦，以致小便不畅，此患者前列腺癌见前列腺增大，为"癥瘕"之症，属瘀血阻滞之象，故治疗时用穿山甲、虫类药组合等血肉有情之品以祛瘀消癥、通络止痛。本案患者湿热瘀阻为主，故治疗时偏重于清利湿热、化痰通络止痛，但肾虚为本，故不忘补肾缩尿。治疗时有侧重但不偏颇，丝丝入扣，故能效如桴鼓。

四、化痰宣肺、祛瘀通络止痛治疗肺癌转移疼痛

案例：杨某某，男，72岁，主因咳嗽、咳痰、胸痛、肩颈部疼痛10天，于2015年7月就诊。患者1年前患肺癌，肺部CT显示：右肺上叶不规则软组织块影，可见分叶及毛刺征象，最大截面3.5 cm×3.0 cm，同时可见纵隔淋巴结及颈部转移，行化疗及靶向药治疗。证见咳嗽，咳痰不多，咳则胸痛，肩颈部疼痛严重，晚上影响睡眠，不欲食，大便干，胸闷气短，舌苔薄白，脉弦滑。查癌胚抗原为8.6 mg/mL，西医诊断为肺腺癌。中医辨

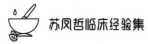

证：痰瘀阻肺，脉络瘀阻。治则：化痰宣肺，祛瘀通络止痛。药用：法半夏10 g，砂仁 12 g（后），杏仁 9 g，生白术 60 g，炒枳实 20 g，瓜蒌 30 g，全蝎 3 g，乌梢蛇 5 g，蜈蚣 1 条，地龙 12 g，僵蚕 12 g，石见穿 15 g，穿破石15 g，炒麦芽 20 g，虎杖 15 g，川牛膝 20 g，忍冬藤 15 g，茯神 30 g，金钱白花蛇 1 条加入 7 剂药中服用，水煎服。药后疼痛减轻，能忍受，睡眠好转，大便有改善，食欲好转。

二诊：将上方金钱白花蛇每 7 剂药中加入 2 条，再加生姜 2 片、大枣 3枚，继续服用 14 剂。

三诊：疼痛续有减轻，食欲好转，一般情况可，继续遵上法服药 14 剂。药后疼痛基本消失，食欲可，偶咳少量白痰。

按语：本案患者肺癌 1 年，颈部淋巴转移，胸痛及颈部疼痛明显。肺癌及其被侵蚀淋巴，均为胸中积块，《杂病源流犀烛·积聚癥瘕痃癖痞源流》云："邪积胸中，阻塞气道，气不宣通，为痰为食为血，皆得与正相搏，邪既胜，正不得而制之，遂结成形而有块"。笔者认为其病机为正气虚损，阴阳失调，肺气郁阻，宣降失司，气机不利，津液失于输布，津聚为痰，而见痰湿阻肺，痰凝加重气滞，气滞则血瘀，于是痰湿瘀毒胶结，日久形成肺部积块。故治疗以化痰宣肺、行气祛瘀、解毒通络。选药以法半夏、瓜蒌、砂仁、杏仁、虎杖、地龙、僵蚕等化痰宣肺，以枳实、麦芽宽胸行气，以石见穿、穿破石解毒散结，以全蝎、乌梢蛇、蜈蚣、白花蛇、忍冬藤等祛瘀通络止痛，并以白术、茯神、牛膝、姜枣等健脾补肾，以固先后天之本。治疗仍是在准确辨证的基础上，配以虫类药组合及白花蛇，疼痛缓解较快。

五、结语

自古以来，虫类药因其独特的治疗作用及临床疗效，被广大医师所认可，应用广泛。但另一方面，较大剂量时，存在中毒风险，使其运用受到限制。苏师应用虫类药，常在准确辨证的基础上加味，不单一药物足量应用，而是采用两种或两种以上小剂量联合使用，根据患者病类差异、体质强弱、病程长短、感邪深浅而立方遣药，灵活多变，疗效卓著，举例如上，供同道临证参考。

（本文发表于 2020 年第 4 期《山西中医》杂志）

第十节　从阳明经论治面瘫临床经验

笔者治疗内科杂症，以重脾胃、调中焦为特色。认为中焦主斡旋，中焦失司则升降失常，气机紊乱而致病。如治疗面瘫，注重从阳明入手，以化痰通络为法，临床取得了非常好的疗效。现将治疗面瘫的临床经验总结如下。

古代中医文献多把面瘫列入中风门中，为中风之"中络"的证候。明代楼英指出，口僻多由风邪入中面部，痰浊阻滞经络所致。该病以突发面部麻木，口眼喎斜为主要表现。《医学纲目》："风半身不遂者，必口眼喎斜；亦有无半身不遂而喎斜者。"可见有单纯口眼喎斜而无偏瘫者，即为口僻。现代医学认为周围性面瘫又称为周围性面神经麻痹、面神经炎、特发性面神经麻痹等，以颜面表情肌群的运动功能障碍为主要特征，是临床常见病和多发病。临床表现为不同程度的患侧额纹消失，皱眉无力，眼睑闭合不全，不能耸鼻，鼻唇沟变浅，人中沟、口唇喎斜等症状。其发病机理是茎乳突孔内急性非化脓性炎症反应引起面神经损伤，导致面神经所控制的面部运动肌群的功能和张力障碍。面瘫与阳明经关系密切，故多从阳明论治。

一、口僻为阳明经筋病证

《灵枢·经脉》指出了阳明经循行部位为："胃足阳明之脉，起于鼻之交頞中，旁纳太阳之脉，下循鼻外，入上齿中，还出挟口环唇，下交承浆，却循颐后下廉，出大迎，循颊车，上耳前，过客主人，循发际，至额颅……"阳明经主要穴位为承泣、四白、巨髎、地仓、大迎、颊车、头维穴，均分布于面部。《灵枢·经脉》还指出了口喎为足阳明胃经病证，"胃足阳明之脉……是主血所生病者，狂疟温淫，汗出，鼽衄，口喎，唇胗，颈肿，喉痹。"《灵枢·经筋》指出足阳明胃经，经筋循行于面部，口僻属于经筋病证，"足阳明之筋，起于……其支者，从颊结于耳前。其病足中指支胫转筋……腹筋急，引缺盆及颊，卒口僻，急者目不合。"从以上文献可以看出口僻属于阳明经的病证，故治从阳明。后世各家多从此说，如明代程杏轩指出，口僻为风中阳明经络脉而致。《医述》："季春痹者，北地之真中风也。中于阳明之络，卒口僻。"清代李用粹指出，风邪入侵阳明经脉，导致口眼喎斜。《证治汇补》："手足阳明之脉，挟口环唇。手足太阳之脉，抵目两眦。风邪入经，邪气反缓，正气反急，牵引口眼，喎斜或左或右。"

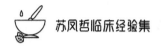

二、风邪侵袭为口僻主要病因

多数医家认为，风邪入侵为口眼㖞斜的主要病因。如明代朱橚指出，风邪入侵可致口㖞。《普济方》："是风也，始入于腠肤，次达于经络，而搏于筋脉。风入颔颊之筋则口㖞而牙紧。"明·周文采指出风邪入侵血脉，导致口眼㖞斜。《医方选要》："夫风者，百病之长，以其善行而数变也。然风之为病，种类甚多"。"中脏则性命危，中腑则肢节废，中血脉则口眼㖞斜。"清代医家尤怡也认为，风邪入络可导致口眼㖞斜。《金匮翼》："中风之病，其本在肝……而其为病，则有脏腑经络浅深之异。口眼㖞斜，络病也，其邪浅而易治。"清·王清任指出，口眼㖞斜为风邪阻滞经络而致。《医林改错》卷下："若壮盛人，无半身不遂，忽然口眼㖞斜，乃受风邪阻滞经络之症。"风邪入侵影响面部气血运行，阳明经血脉瘀滞而导致中风面瘫。受伤部位则是中于分腠之间。分腠指的是皮肤与脏腑之间的肌肉纹理。如明·董宿指出，风邪入侵可致口眼㖞斜，病位在分腠之间。《奇效良方》："风名有四，一曰偏枯，半身不遂，口眼㖞斜，肌肉偏而不用且痛，言不变，智不乱，病在分腠之间。"

三、治取阳明为主要治法

口眼㖞斜内因脾胃失调，痰湿内生，外因风邪入阳明络脉，导致痰瘀阻滞而发病。治疗上应根据审证求因、审因论治的原则，治取阳明，从调脾胃入手，常用健脾祛湿化痰，祛风通络方治疗。方选：竹节参15 g，五爪龙20 g，木瓜15 g，金雀根15 g，络石藤15 g，泽泻15 g，胆南星8 g，僵蚕12 g，地龙12 g，蜈蚣2条，全蝎8 g，厚朴12 g，法半夏10 g，生白术20 g。方中以竹节参、五爪龙、木瓜、金雀根、厚朴、白术、泽泻健脾益气，除湿利水；胆南星、僵蚕、地龙化痰；蜈蚣、全蝎、络石藤化瘀通络。治疗本病，笔者又善于结合温灸法疏通阳明经络。早在唐代，孙思邈即提出应用灸法治疗口僻。《千金翼方》："凡卒中风，中嚓不得开，灸颊车二穴，穴在耳下八分小近前，灸五壮即得语，又随年壮，口僻，左右灸之。"明·赵献可又指出灸法可治疗口眼㖞斜。《医贯》："口之㖞，灸以地仓。目之斜，灸以承泣。苟不效，当灸人迎。夫气虚风入而为偏，上不得出，下不得泄，真气为风邪所陷。故宜灸。经曰：陷下则灸之是也。"《灵枢》对于肌肉偏枯病证有所论述，指出其病位在于分肉、腠理之间，适合应用巨针来治疗。《灵枢·热病篇》："偏枯，身偏不举而痛，言不变，志不乱。病在分腠之间，巨针取之，益其不足，损其有余，乃可复也。"巨针又称大针，巨针针身粗长，其作用范围大，针感强，能够同时疏通经、络、筋、皮，以通经络、调阴阳、和气血、开塞通塞，起到镇痛和调整机体内在功能的作用，从而治疗疾病。《灵枢·九针论篇》："黄帝曰：针之长短有数乎？……九曰大针，取法于锋针，其锋微员，长四寸，主取大气不出关节者也。"清·章楠则指出，肌肉偏枯，治在补正泻邪，平衡阴阳气血。《灵素节注类编》："此由阴阳气血偏倾，经络流行失度，致邪袭一边，而成半身不遂之病。言不变，志不乱，其内脏未伤。病在分肉、腠理之间，当用补正泻邪之法，以通经络而调营卫，益其不足，损其有余，使阴阳气血，皆归于平，乃可复元也。"笔者使用的温通法即灸法和火针相结合的方法。温通法可祛除风寒邪，温通经络，促进气血运行，从而加快面部瘫痪肌肉的功能恢复。在用药基础上，本着治取阳明的原则，苏教授常选阳明胃经的穴位，如四白、地仓、颊车、攒竹、阳白、颧髎、风池、太阳、下关等，以及对侧合谷穴。随证加减：抬眉困难加丝竹空，鼻唇沟平坦加迎香，人中沟歪加水沟，颏唇沟歪加承浆。除合谷取双侧外，其余取患侧。采用火针疗法，不留针。《灵枢·官针篇》："凡刺有九，以应九变……八曰巨刺，巨刺者，左取右，右取左；九曰焠刺，焠刺者，刺燔针则取痹也。"治疗面瘫采用针刺法，取对侧合谷穴即巨刺法的具体应用。火针又称焠刺、燔针，用以驱寒除邪。《灵枢·经筋篇》："焠刺者，刺寒急也"。清·高士宗指出，风邪入侵致病，导致气血滞涩，经脉不足，因此用灸法温通经脉，促进气血运行。《黄帝素问直解》："风从外入，伤太阳通体之皮肤……太阳之脉，从头下项，故治在风府。治在风府，所以调其阴阳。经脉不足，则用灸法以补之；经脉有余，则用刺法以泻之。"

案例：患者，女，33 岁，2016 年 8 月 10 日初诊。主诉：左侧面瘫 1 周。现病史：左侧不能抬眉，眼睑闭合不全，口角㖞斜，漱口漏水，头沉，乏力。查体：舌暗淡，苔薄白，脉细。诊断：面瘫（痰瘀滞络）。处方：太子参 12 g，女贞子 15 g，炒白术 15 g，山药 20 g，全蝎 8 g，生薏苡仁 20 g，泽泻 20 g，茯苓 30 g，砂仁 12 g，炮姜 10 g，川牛膝 30 g，陈皮 12 g，合欢皮 20 g，茵陈 15 g，浮小麦 30 g，炒扁豆 12 g。7 剂。本案系中年女性，脾胃失运，湿化为痰，兼瘀阻滞阳明经络。故证见面部肌肉运动失常，伴头沉、乏力。治疗以健脾化湿，化痰通络为法。药用：炒白术、山药、炒扁豆健脾；砂仁、炮姜、陈皮温化；薏苡仁、泽泻、茯苓、川牛膝除湿；全蝎、茵陈清肝熄风。全方以健脾除湿、化痰通络为要。针刺选穴：患侧四白、地仓、颊车、攒竹、阳白、颧髎、风池、太阳、下关等，合谷穴（对侧）。通过"杂合以治"，针、药并用，患者收到很好的效果，也为笔者临证提供了很好的经验。

按语：周围性面瘫的主要症状为面部表情肌瘫痪，风邪侵袭为主要病因。《灵枢》指出，风邪入侵人体，首先侵犯皮肤，再进入经脉，然后进入分腠。分腠指的是皮肤与脏腑之间的肌肉纹理。人体腠理疏而不密，风邪容易入侵。风邪入侵阳明经络脉，病邪侵袭至分腠之间，风邪挟痰瘀阻络，则使气血不能润养机体，造成肌肉偏枯不遂的病理状态。笔者认为口眼㖞斜乃风邪入阳明络脉导致气血阻滞。治疗上应根据审因论治，本着治取阳明的原则，从调脾胃入手，常用健脾祛湿化痰、祛风通络为法。使用的温通法即灸法和火针相结合的方法。温通法可祛除风寒邪，温通经络，促进气血运行，从而加快面部瘫痪肌肉的功能恢复。通过针刺、温灸相关穴位，祛风活血，以达到改善面部血液循环，促进面部肌肉功能恢复的目的，提高疗效。

（本文发表于 2017 年第 33 期《中医临床研究》杂志）

第三章 医案荟萃

第一节 血液病医案

一、调护中焦解"髓毒"

髓系白血病属中医"髓毒病"范畴。本病多因先天禀赋不足或后天失养,引起正气不足、脏腑亏虚,摄生不当,邪气乘虚而入,导致气血运行不畅,脏络瘀阻,久而化毒成积而病,总体病机为"本虚标实"。而骨髓移植术后由于普遍应用化疗药物、免疫抑制剂、抗排异药物,反复使用抗生素等,使正气愈加不足,脏腑气血阴阳亏虚,组织器官损伤,生理功能衰败,抗病能力低下。这些与脾胃关系最为密切。脾为"气血生化之源""后天之本",主运化水谷精微,生成精、气、血、津液,苏师治疗白血病,注重脾胃功能,认为脾胃功能正常,气血生化才可有序进行,细胞分化、发育、凋亡才循常道进行。同时苏师认为脾胃运化失常,最易滋生湿浊,久则变生多种病理产物。故苏师治疗慢性白血病,根据就诊时症状,辨证多守住脾胃,兼调他脏以扶正,来维持免疫功能的根本;祛湿化浊、解毒祛瘀以驱邪,缓解术后多种并发症。

案例:王某某,女,45 岁,2018 年 11 月 12 日初诊。西医诊断为慢性粒细胞白血病,骨髓移植术后。证见:全身皮肤发黑,颜面尤甚如黑炭,出门以口罩遮面,全身瘙痒不适,近两日感冒,咳嗽,有白痰,大便稀溏,失眠每晚睡 1 小时,甚则彻夜难眠,食欲较差、进食少量稀粥,闻油烟则恶心。肝功能异常,转氨酶升高。舌暗红,苔白,脉细弱。当日血常规提示:白细胞 7.31×10^9/L,血红蛋白 127 g/L,血小板 58×10^9/L。中医诊断:髓毒病;西医诊断:慢性粒细胞白血病,骨髓移植术后;中医辨证:脾胃虚弱、胃不受纳、痰浊郁肺、心神失养、湿毒蕴肤。治以健脾和胃、化痰止咳、养心安神、解毒止痒。处方:法半夏 10 g、浙贝母 12 g、百合 15 g、陈皮 12 g、姜厚朴 10 g、砂仁 10 g、生白术 15 g、麸炒枳实 15 g、焦麦芽 20 g、茵陈 15 g、合欢皮 20 g、炒酸枣仁 30 g、茯神 30 g、白鲜皮 30 g、仙鹤草 15 g。7 剂，配方颗粒。

二诊：2018 年 11 月 28 日。咳嗽好转，偶干咳，咽干，余症基本同前。患者大病日久，见效需守法缓图，继用前法，兼以养阴，去茵陈，增知母、石斛、连翘以养阴润肺、解毒散结。处方：法半夏 10 g、浙贝母 12 g、百合 15 g、陈皮 12 g、姜厚朴 10 g、砂仁 10 g、生白术 15 g、麸炒枳实 15 g、焦麦芽 20 g、炒酸枣仁 30 g、茯神 30 g、白鲜皮 30 g、仙鹤草 15 g、石斛 15 g、知母 12 g、连翘 15 g。7 剂。

三诊：2019 年 1 月 16 日。近几日大便偏干、费力，无明显咳嗽，咽部有痰，进食稍好转，全身瘙痒感消失。上方去仙鹤草、白鲜皮、石斛、知母、连翘，增虎杖、夏枯草、瓜蒌、香附、生姜、山药等以温养脾胃、化痰泻火、通腑泄浊。处方：法半夏 10 g、浙贝母 12 g、姜厚朴 10 g、砂仁 10 g、生白术 60 g、麸炒枳实 15 g、焦麦芽 20 g、炒酸枣仁 30 g、茯神 30 g、醋香附 12 g、合欢皮 20 g、山药 30 g、生姜 12 g、夏枯草 15 g、瓜蒌 30 g、虎杖 20 g。7 剂。

四诊：2019 年 3 月 6 日。2 月中旬因腹泻，服用小檗碱及蒙脱石散后，腹泻止，但之后大便干如球，发热，周身红斑皮疹，睡眠较差，食欲不佳，舌红、苔白腻，脉弦细。以清热凉血、行气通腑为主，兼以健脾和胃。处方：地骨皮 30 g、青蒿 15 g、鳖甲 15 g、赤芍 15 g、白鲜皮 30 g、砂仁 12 g、木香 12 g、生白术 60 g、炒枳实 15 g、生山药 20 g、炒麦芽 20 g、瓜蒌 30 g、虎杖 15 g、合欢皮 20 g、酸枣仁 30 g。7 剂。

五诊：2019 年 4 月 3 日。服用上药后腹泻，胃痛，睡眠仍差，周身红斑痒。患体本虚，上药偏于寒凉，损伤脾胃则胃痛、腹泻。仍以健脾和胃、温养中焦为主，兼清热凉血止痒。处方：法半夏 10 g、砂仁 12 g、木香 10 g、生白术 15 g、炒枳实 15 g、干姜 8 g、肉豆蔻 12 g、高良姜 10 g、生山药 20 g、地骨皮 30 g、白鲜皮 30 g、水红花子 15 g、赤芍 12 g、炒麦芽 20 g、合欢皮 20 g、酸枣仁 30 g。7 剂。

六诊：2019 年 4 月 24 日。受凉感冒，发热 37～38 ℃，口苦，头胀、头跳动感，大便不成形，胃脘隐痛，食欲不佳。肌肤黑色明显消退，额头及口周皮肤黑色有消退。体虚之人外感，新病治新。中医辨证：少阳郁热、脾肾亏虚。治以疏解少阳、健脾益肾。处方：柴胡 12 g、黄芩 12 g、法半夏

10 g、炒白术 15 g、太子参 15 g、炙甘草 12 g、生姜 10 g、大枣 10 g、生山药 15 g、生薏苡仁 15 g、补骨脂 12 g。7 剂。

七诊：2019 年 5 月 8 日。咳嗽，有白黏痰，胃胀烧心，睡眠每晚 2～3 小时，胸闷发憋，外院肺 CT 提示：胸腔积液。治以清热化痰、泻肺利水、抑酸和胃。处方：法半夏 10 g、浙贝母 12 g、百合 15 g、葶苈子 30 g、干姜 12 g、蒲公英 15 g、黄芩 12 g、砂仁 12 g、炒麦芽 30 g、瓜蒌 15 g、薤白 12 g、合欢皮 20 g、酸枣仁 30 g、海螵蛸 15 g、仙鹤草 30 g、生龙骨 20 g。7 剂。

八诊：2019 年 5 月 15 日。药后胃胀、烧心不明显，每晚能睡 4 个小时，进食增多，闻油腻无明显恶心，但仍不敢进食肉类食物，耳闷、听力下降，气道有痰鸣音，四肢躯干肌肤近于正常，面部黑色近一半消退，大便偏干。血常规示：白细胞 5.6×10^9/L，血红蛋白 83 g/L，血小板 33×10^9/L。痰浊郁肺则气道痰鸣，痰湿中阻、气机不畅则不能进油腻食物，痰瘀阻窍则耳闷、听力下降，心神不宁则睡眠时短。治以化痰祛湿、健脾和胃、活血通窍、宁心安神。处方：法半夏 10 g、浙贝母 12 g、地龙 12 g、百合 15 g、厚朴 10 g、砂仁 12 g、木香 12 g、生白术 60 g、川牛膝 20 g、川芎 15 g、合欢皮 20 g、酸枣仁 30 g、茯神 30 g、生龙齿 20 g、瓜蒌 30 g、炒麦芽 20 g、太子参 15 g。7 剂。

按语：本案患者为骨髓移植术后，此类患者脾胃的基本生理功能紊乱，气血生化无源，脏腑组织器官得不到滋润濡养，导致肺气不足等他脏虚损，而肺脏是人体与外界相通的门户，本为娇脏，不耐寒热，易受邪侵，此案患者每遇轻微致病因素即首先犯肺，表现为反复感冒、咳嗽，所以脾、肺的虚损，是此例患者反复外感的内在基础。故苏师以白术、太子参、干姜、高良姜、肉豆蔻、甘草、姜枣、麦芽、山药等几种药物搭配健脾益胃、培土生金，贯穿治疗始终；脾喜燥恶湿，故以砂仁、厚朴、木香、法半夏、陈皮燥湿化浊。同时根据每次就诊时兼有的他症，辨证予清热化痰、活血通络、凉血止痒、宁心安神等，最终使患者临床症状得以缓解。

二、补脾肾缓解"髓毒劳"

骨髓增生异常综合征（myelodysplastic syndromes，MDS）是起源于造血干细胞的髓系克隆性恶性疾病，主要临床表现为无效造血、骨髓衰竭所致难治性血细胞减少，因遗传学的不稳定导致高风险向急性髓系白血病转化。

MDS 在中医学中属"虚劳""血证""内伤发热"等范畴。2008 年在"常见血液病中医命名规范讨论会"上，根据本病病位、病性、病症等多方面特点，确立中医病名为"髓毒劳"，MDS 的中医病机以"毒""虚劳"为主。《2018 年骨髓异常增生综合征中西医结合专家共识》将 MDS 分为三型：气阴两虚、毒瘀阻滞证，脾肾两虚、毒瘀阻滞证，邪热炽盛、毒瘀阻滞证。苏凤哲老师临证过程中，中西医互参，优势互补，将中西医的诊疗方案与自身临证经验相结合，从整体上把握骨髓异常增生症的临床表现特点，对患者自身体征状态进行准确的辨证分型，同时结合现代中药作用机制研究，在缓解患者临床症状，提高生活质量，延长生存期方面取得较为满意的效果。

案例：王某某，女，62 岁，2019 年 1 月 2 日初诊。MDS，查骨髓（2018 - 11 - 27）：原粒细胞 6.5，原始红细胞 4.5，早幼粒细胞 5.0。刻下：乏力，气短，大便隔日一次，睡眠可，食欲可。舌红、苔薄白，脉弦细。血常规提示：白细胞 $1.33 \times 10^9/L$，血红蛋白 61 g/L，血小板 $441 \times 10^9/L$。中医诊断：髓毒劳；西医诊断：骨髓异常增生综合征；中医辨证：脾肾两虚，毒瘀阻滞证。治以健脾补肾，解毒化瘀。处方：太子参 15 g、酒女贞子 30 g、盐补骨脂 12 g、枸杞子 12 g、砂仁 12 g、木香 12 g、生白术 60 g、麸炒枳实 15 g、虎杖 15 g、全蝎 8 g、川牛膝 30 g、川芎 12 g、半枝莲 15 g、生姜 10 g、白花蛇舌草 15 g、醋龟甲 12 g。7 剂。

二诊：2019 年 1 月 9 日。仍乏力，进食、受凉流清涕。血常规：白细胞 $1.23 \times 10^9/L$，血红蛋白 56 g/L，血小板 $440 \times 10^9/L$。进食、受凉流清涕，多为阳气不足、卫外不固。增鹿角胶、黄芪取其补阳益气固肺卫之力。处方：黄芪 30 g、酒女贞子 15 g、盐补骨脂 12 g、生白术 60 g、麸炒枳实 15 g、砂仁 12 g、木香 12 g、虎杖 15 g、全蝎 5 g、川牛膝 30 g、川芎 15 g、白花蛇舌草 30 g、醋龟甲 12 g、蜈蚣 5 g、鹿角胶 8 g。7 剂。

三诊：2019 年 1 月 16 日。仍乏力，未查血常规，纳食可，大便 2 天一次。仍乏力，虑补益力不足，减解毒祛邪之白花蛇舌草、蜈蚣，增枸杞子、太子参以补益脾肾。处方：黄芪 30 g、酒女贞子 15 g、盐补骨脂 12 g、生白术 60 g、麸炒枳实 15 g、砂仁 12 g、木香 12 g、虎杖 15 g、全蝎 5 g、川牛膝 30 g、川芎 15 g、醋龟甲 12 g、鹿角胶 8 g、枸杞子 12 g、太子参 20 g。7 剂。

四诊：2019 年 1 月 23 日。乏力减，鼻塞、流清涕多，不咳嗽，无咽痛，大便不干，睡眠可。流清涕多，虑脾肾亏虚日久及肺，肺气亏虚，卫外不固，易受外邪。增黄芪用量，加辛夷以散风寒、通鼻窍。处方：黄芪40 g、辛夷12 g、生白术30 g、生山药15 g、砂仁12 g、枸杞子12 g、龟板12 g、鹿角霜12 g、全蝎5 g、半枝莲20 g、川牛膝30 g、川芎12 g。7剂。

五诊：2019年1月30日。乏力好转，药后3天无鼻塞、流涕，但晨起受凉呕吐一次，大便常，血压偏高。血常规：白细胞1.14×10^9/L，血红蛋白63 g/L，血小板451×10^9/L，单核细胞百分比21.6%。受凉呕吐，中焦虚寒，脾胃不和，胃气上逆。增半夏、木香、生姜以温中散寒、和胃降逆止呕。处方：法半夏10 g、砂仁12 g、木香10 g、生山药15 g、生白术15 g、炒枳实15 g、太子参15 g、女贞子12 g、龟板12 g、鹿角霜10 g、川牛膝20 g、全蝎5 g、虎杖15 g、补骨脂12 g、半枝莲30 g、生姜10 g。7剂。

六诊：2019年2月13日。稍乏力，无呕吐，牙痛。复查血常规：白细胞1.85×10^9/L，血红蛋白65 g/L，血小板467×10^9/L。中焦虚寒、热邪上扰，去辛温发散的生姜，以干姜暖中，黄芩清上焦热、止牙痛。处方：上方去半枝莲、生姜，加黄芩12 g、干姜10 g。

七诊：2019年2月20日。乏力进一步好转，牙不痛了，睡眠欠佳，内热喜凉饮，大便干2天一次。补益日久，气复易生内热，减太子参、鹿角霜等，以生地滋阴涵阳，知母、黄柏清内热，并予合欢皮、枣仁、茯神、龙齿安神助眠。处方：厚朴12 g、砂仁12 g、生白术60 g、炒枳实15 g、生地黄20 g、女贞子15 g、枸杞子12 g、补骨脂12 g、龟板12 g、知母12 g、黄柏12 g、合欢皮20 g、炒酸枣仁30 g、茯神30 g、生龙齿20 g、瓜蒌30 g。7剂。

按语：本患者前后连续调方10余次，至2019年5月15日，患者无明显不适主诉，无乏力，二便调，睡眠佳。每周查血常规；白细胞波动于$(1.38 \sim 1.85) \times 10^9$/L，血红蛋白47～72 g/L，血小板$(302 \sim 467) \times 10^9$/L。

苏师认为MDS为本虚标实之证，在本为脾肾亏虚。"肾主骨，生髓，藏精""骨髓坚固，气血皆从"，肾脏精气旺盛、阴阳平衡，骨髓则行其正常的造血功能。"血者水谷之精也，生化于脾"，脾为后天之本，主水谷精微的运化，脾吸收的水谷精微化为营气和津液，脾再将营气和津液上输于肺，最后灌入心脉化为血液。因此，苏师认为，脾肾亏虚是MDS发病的根本原因。另苏师认为，MDS在标为毒瘀互结，"正气存内，邪不可干""邪之所凑，其气必虚""蕴毒在内烧炼其血，血受烧炼，其血必凝"，本案患者为老年女性，脾肾本不足，肾之阴不足，阴虚火旺，煎熬阴液，炼液成瘀；瘀阻血道，加之脾虚不运，血难新生；新血不生，肾精化生无源，久病又可伤肾，肾精愈发亏虚；瘀血日久化热，导致热毒炽盛。毒瘀互结，进一步耗伤正气，恶性循环，最终导致气血衰败，脏腑虚极。治疗本案患者，苏师以健脾补肾贯穿始终，选药以太子参、枸杞子、补骨脂、龟板、白术、女贞子、生地黄、鹿角霜、牛膝等为主；解毒祛瘀以虎杖、白花蛇舌草、半枝莲、全蝎、蜈蚣等为主，根据正邪多少，适当搭配；同时根据每次就诊时的兼证，或安神宁心，或补肺固卫，或温中散寒止呕，或清上温下，使患者临床症状得以缓解，病情得以稳定，生活质量得以提高，生存期得以延长。

三、健脾和胃治疗肺癌呕吐

肺癌在中医文献中散见于"息贲、肺积、肺痿、咳嗽、喘息、胸痛、劳咳、痰饮……"等病证的有关记载中，《医宗必读·积聚篇》云"积之成者，正气不足，而后邪气踞之。"《杂病源流犀烛·积聚癥瘕痃癖痞源流》云："邪积胸中，阻塞气道，气不宣通，为痰为食为血，皆得与正相搏，邪既胜，正不得而制之，遂结成形而有块。"苏师认为其发病原因一方面为先天禀赋不足，另一方面外感六淫、内伤七情、饮食劳倦导致正气虚损，阴阳失调，肺气郁阻，宣降失司，气机不利，津液失于输布，津聚为痰，而见痰湿阻肺，痰凝加重气滞，气滞则血瘀，于是痰湿瘀毒胶结，日久形成肺部积块。故肺癌是一种全身属虚、局部属实的疾病，虚则以气血双亏、阴阳俱虚为多见，实则以痰凝、气滞、血瘀、毒结为多见。治疗当扶正祛邪，扶正补虚当宗《理虚元鉴》之虚证三统，即"虚证有三统，统于肺脾肾是也，肺为五脏之天，脾为百骸之母，肾为性命之根……孰有大于此三者哉"，而肺、脾、肾之中又以脾为最重。脾主运化，胃主受纳，脾胃为"后天之本"。所以健脾益胃又为扶正补虚之根本。

案例：杨某某，女，67岁，2018年12月12日初诊。因"间断咳嗽、咳痰8年，恶心、呕吐半年余，加重两周"就诊。患者8年前无明显诱因出现间断咳嗽、咳痰，痰中带血，就诊于北京某医院，完善肺CT，提示"双肺占位性病变"，未予以特殊诊治；半年余前出现间断恶心、呕吐，呕吐物为胃内容物，伴头晕、四肢乏力，偶有反酸、上腹部隐痛、腹胀，伴声音嘶哑，伴左侧胸背部疼痛，先后就诊于北京另两家医院，完善肺及上下腹增强CT，提示"双肺多发转移、多发肿大淋巴结、胸腔积液、心包积液"，因靶向药物基因检测不匹配，未予以放、化疗。证见：间断咳嗽、咳痰，痰中带血，恶心、呕吐，伴头晕、四肢乏力，偶有反酸、上腹部隐痛、腹胀，伴声音嘶哑，伴左侧胸背部疼痛，食欲差，进食量少，睡眠较差，小便可，大便1~2天一次，近半年体重下降约20 kg。舌淡红，苔薄白，脉沉弱。中医诊断：肺癌病；西医诊断：肺部恶性肿瘤，双肺多发转移，淋巴结转移。辨证：脾胃虚弱，痰瘀互结，胃不受纳；治以健脾益胃、培土生金、化痰散结、通瘀止痛。处方：法半夏10 g、姜厚朴10 g、砂仁12 g、生白术15 g、麸炒枳实15 g、干姜12 g、黄芩12 g、焦麦芽20 g、地龙12 g、全蝎3 g、太子参15 g、酒乌梢蛇6 g、浙贝母12 g、葶苈子30 g、木香10 g、炒酸枣仁30 g。14剂，水煎服，日一剂，早晚分服。

二诊：2018年12月19日。间断咳嗽，痰中无血，痰黏难出，恶心、呕吐稍好转，无腹痛，声音嘶哑，左侧胸痛减轻，进食量稍增，眠差，大便可。胃气稍复，继用前法。痰黏难出，以鱼腥草、石膏易黄芩，以增加化痰之力。处方：法半夏10 g、砂仁12 g、木香12 g、生石膏30 g、鱼腥草20 g、浙贝母12 g、陈皮12 g、全蝎3 g、酒乌梢蛇6 g、葶苈子30 g、干姜12 g、地龙12 g、生白术15 g、麸炒枳实15 g、炒僵蚕12 g、郁金15 g。7剂。

三诊：2018年12月26日。乏力，近一周未再呕吐，咳嗽，少量白痰，食欲差，两胁胀满，胃脘不适，大便不干。痰热渐清，减石膏、鱼腥草、葶苈子、僵蚕等苦寒清泻之品，增太子参、补骨脂等以补虚扶正。处方：法半夏10 g、姜厚朴10 g、砂仁12 g、生石膏15 g、鱼腥草15 g、浙贝母12 g、百合12 g、陈皮12 g、干姜12 g、全蝎3 g、酒乌梢蛇6 g、生白术15 g、焦麦芽20 g、地龙12 g、补骨脂12 g、太子参15 g、醋香附12 g。7剂。

四诊：2019年1月2日。乏力稍减，食欲好转，咳嗽，少量白痰，声音仍嘶哑，胁肋背部疼痛。胃气渐复、诸症缓解，守方守法继服。处方：法半夏10 g、姜厚朴10 g、砂仁12 g、鱼腥草15 g、浙贝母12 g、陈皮12 g、干姜12 g、全蝎3 g、酒乌梢蛇6 g、生白术15 g、焦麦芽20 g、地龙12 g、盐补骨脂15 g、太子参20 g、百合15 g、郁金15 g。7剂。

五诊：2019年1月9日。站立时头晕，声音嘶哑好转，未再恶心、呕吐，有痰，有食欲，进食不香。舌苔浮黄。继服见功，咳嗽不显，去百合、鱼腥草，舌苔浮黄、声音嘶哑，虑有肺热，以黄芩清泻，并以山药健脾补气、益土生金。处方：法半夏10 g、姜厚朴10 g、砂仁12 g、浙贝母12 g、陈皮 12 g、干姜 12 g、全蝎 3 g、酒乌梢蛇 6 g、生白术 15 g、焦麦芽 20 g、地龙 12 g、盐补骨脂 15 g、太子参 20 g、山药 15 g、黄芩 12 g、木香 12 g。7 剂。后间断服药，随访 3 个月，未再呕吐。

按语："存得一分胃气，便留一分生机"，此案患者为晚期胃癌患者，正气虚极，保胃气方可延长生存期。《圣济总录·呕吐篇》说"呕吐者，胃气上而不下也……"。即胃气上逆为呕吐一证的病理变化关键。此患者胃气上逆亦分虚实两端，虚则因脾胃虚弱，胃失所养，胃气上逆。实则由痰浊、气滞等犯胃，致胃失和降，胃气上逆。胃气以降为顺，苏师治疗时，针对虚实两端，使脾胃得健，气机条畅，胃气得降，呕吐乃止。用药方面，常选用太子参、砂仁、干姜、白术、麦芽等温中健脾；脾土虚弱，水则泛滥，肾气不摄，上冲致呕，"补脾不如补肾"，喜以山药、补骨脂等以培脾摄肾止呕；又以厚朴、陈皮、半夏、枳实、木香等行气化湿降逆，以浙贝母、百合、地龙等化痰除浊；以黄芩、鱼腥草等清热宁肺等，多法应用，在于恢复脾胃运化之力，为患者带瘤生存赢得更长的时间。

四、宣肺活血通络减轻肺癌放化疗副反应

放、化疗是目前肺癌患者的重要治疗手段，但同时也会产生相应的副作用，中药与放、化疗相结合，可以减轻放、化疗的副作用，提高放化疗的完成率。化疗会产生一系列的副作用，主要表现为胃肠道不适、骨髓抑制以及对心脏及肝肾功能的影响。苏师认为，化疗药物损伤人体气血，导致脏腑功能失调甚至衰败，脾胃最易受累，而健脾和胃、助气血生化之源、滋养肝肾可以减轻和改善这些副作用。放疗患者容易出现口干、舌燥、咽痛、干咳等表现，属中医"热毒"范畴，容易伤阴，治疗总原则是养阴清热、和胃生津、滋补肝肾，以此来减轻放疗带来的不适，另放射性肺炎是放疗的常见并发症，苏师常用活血通络之法以防治肺纤维化的发生。

案例：王某某，男，55 岁，2018 年 10 月 23 日初诊。来诊 1 个月前确诊肺鳞癌，双肺转移、腹膜后淋巴结转移、肝转移，化疗中。证见：咳嗽，无胸痛，大便黏滞，眠欠佳，舌红，苔薄白，脉沉弦。中医诊断：肺积；西医诊断：肺鳞癌；中医辨证：痰浊阻肺、脾虚湿盛、热毒瘀结。治以化痰止咳、健脾除湿、清热解毒、化瘀散结。处方：百合 15 g、法半夏 10 g、浙贝母 12 g、地龙 12 g、瓜蒌 30 g、厚朴 12 g、砂仁 12 g、生白术 30 g、炒枳实 15 g、生姜 12 g、全蝎 5 g、乌梢蛇 6 g、生山药 15 g、炒枣仁 30 g、半枝莲

12 g、蒲公英 15 g。7 剂。

二诊：2018 年 10 月 31 日。药后咳嗽减轻，大便通畅。处方：上方去百合、半枝莲，加僵蚕 12 g、黄药子 10 g 以解毒散结并化痰软坚。7 剂。

三诊：2018 年 11 月 15 日。中药日服半剂，药后咳嗽不明显，大便常，睡眠可。处方：法半夏 10 g、浙贝母 30 g、地龙 20 g、砂仁 20 g、生姜 20 g、百合 30 g、全蝎 12 g、乌梢蛇 12 g、生山药 30 g、半枝莲 20 g、蒲公英 20 g、酸枣仁 30 g、川芎 20 g、僵蚕 20 g、黄药子 15 g。7 剂。每日服半剂。

四诊：2018 年 12 月 20 日。复查癌胚抗原 7.01 µg/L，胃泌素释放肽前体 71.78，神经元特异性烯醇化酶 17.88 ng/mL。近两日咳嗽，食欲差，大便不成形，黏滞，睡眠可。处方：法半夏 10 g、砂仁 20 g、木香 20 g、干姜 20 g、虎杖 30 g、浙贝母 20 g、地龙 20 g、百合 30 g、紫菀 30 g、全蝎 10 g、乌梢蛇 10 g、酸枣仁 30 g、茯神 30 g、郁金 30 g、蒲公英 30 g、生白术 60 g。7 剂，每日 1 剂。

五诊：2018 年 12 月 27 日。咳嗽加重，大便有改善，睡眠可。处方：上方去郁金，加桔梗 30 g、陈皮 20 g 增化痰止咳之力。7 剂。后间断抄方服药 3 月余，共进行化疗 4 次、放疗 2 次。

六诊：2019 年 4 月 24 日。偶有咳嗽，少量白痰，大便成形，量少，体重增加约 10 斤，以腹围增大为主。纳食可，睡眠佳。舌红、苔薄白，脉沉弦。处方：法半夏 10 g、砂仁 12 g、木香 12 g、地龙 12 g、浙贝母 12 g、陈皮 12 g、全蝎 8 g、炒酸枣仁 30 g、生白术 15 g、炒枳实 15 g、干姜 12 g、蒲公英 15 g、郁金 15 g、生山药 20 g。7 剂。

七诊：2019 年 5 月 8 日。无明显咳嗽，晨起咳痰，少量白黏痰，大便不畅。纳寐可，口气重，体重持续增加，余无不适。进食无明显变化，体重增加，为脾肾亏虚，水湿难以代谢所致。增山药、补骨脂、麦芽、泽泻等以健脾益肾、利水渗湿。处方：法半夏 10 g、砂仁 20 g、地龙 12 g、僵蚕 15 g、瓜蒌 30 g、陈皮 20 g、全蝎 10 g、酸枣仁 30 g、生白术 60 g、炒枳实 20 g、干姜 15 g、蒲公英 30 g、生山药 20 g、炒麦芽 30 g、泽泻 30 g、补骨脂 20 g。7 剂，每日半剂。

八诊：2019 年 5 月 22 日。体重有减轻，偶有少量痰，大便不畅，余无不适。复查颈胸腹 CT：与 2019 年 3 月 29 日相比，肺部肿块减少，肺部多发结节部分减少、部分同前，肺门淋巴结及腹膜后淋巴结大部分缩小，部分同前。肺与大肠相表里，腑气壅滞，则肺易失宣降，故保持大便通畅尤为重要。处方：上方去泽泻，瓜蒌改 60 g，加虎杖 15 g 既清热化痰，又增通腑泄浊之力。

按语：本案肺癌患者，主要表现为咳嗽、咳痰，随着放、化疗进行，食欲不增，但体重增加、腹围增大。《素问·经脉别论》提出："饮入于胃，游溢精气，上输于脾，脾气散精，上归于肺，通调水道，下输膀胱，水精四布，五经并行"，说明脾、肺两脏共同参加水液代谢的过程。苏师判断为化疗药物及放疗损伤脾胃之气，脾胃之气虚弱，运化水液之力不及，则痰浊之邪内生，上犯于肺，而表现咳嗽、咳痰；水湿内停，化生痰浊贮存于腹壁分肉之间，则体重增加、腹围增大。此应证"脾为生痰之源，肺为贮痰之器"之说。治疗以培土生金、健脾化湿、化痰止咳等。选药以白术、山药、干姜等平和之品健脾益胃，以砂仁、厚朴、枳实、木香等温暖脾胃，使中焦气机条畅、燥湿化痰；又选法半夏、地龙、僵蚕、百合、紫苑等温燥与柔润之品合用以化痰止咳；同时全蝎、乌梢蛇、地龙、僵蚕等虫类药既活血通络防肺纤维化，又"以毒攻毒"，解癌瘤积聚之毒。另肺主治节，肾者主水，二者在水液代谢中协调相关，即肺为水之上源，肾为水之下源，故当患者体重增加，水湿潴留，以补骨脂、泽泻补肾利水；另有现代药理研究表明补骨脂有抑制肺癌骨转移的作用。

第二节　肺系病证医案

一、肺脾肾同调、补泻兼施疗肺胀

肺胀是因咳嗽、哮喘等病证，日久不愈，肺、脾、肾虚损，气道壅滞不利，肺气上逆，出现胸满、咳嗽咳痰，痰涎壅盛，上气咳喘，动则尤甚，甚则面色晦暗，唇舌发绀，病程缠绵，经久难愈。苏师认为慢阻肺证候复杂，常表现为表里同病、本虚标实、虚实夹杂。在本指正气不足，常由气虚及阳，再致阴阳两虚；在脏腑，与肺、脾、肾关系最为密切。肺主气，司呼吸，为水之上源，反复咳喘，缠绵不愈，肺气必虚，卫外不固，则易为风寒等外邪所伤，表现为慢阻肺急性加重期的咳、痰、喘症状加重。肺朝百脉，助心行血，肺气亏虚不能治理调节心血运行，久则成瘀；《素问·经脉别论篇》云："饮入于胃，游溢精气，上输于脾，脾气散精，上归于肺"，脾为肺之母，肺虚则子病及母，导致脾气亏虚，脾气虚致中气不足，无力充养肺卫，又运化无力，易致湿邪内生、化痰成浊，痰浊贮肺，而发为咳喘；王冰云"肺与肾通"，肺病日久，母病及子，易致肾虚；肾为生命之根，肾虚则火不暖土，脾肾两虚又可累及肺而致肺虚，故肺、脾、肾三脏亏虚，是本病根本所在。标实是指风寒、痰浊、瘀血、热毒等邪气亢盛，常夹杂致病。急性期感受外邪是引起本病的主要诱因，感受风寒引动痰瘀宿根，加重咳喘，初起可能表现为恶寒、发热、咳稀痰等，但现代人因喜进食油腻之品、体内有热，风寒极易入里化热，呈寒热错杂、虚实夹杂之证，表现为痰难咳出、咳喘无力、动则加重等。苏师治疗本病，标本兼顾，寒热同调，常事半功倍，起效较快。

案例：张某某，男，79 岁，2018 年 11 月 12 日初诊。因"反复发作咳嗽咳痰、喘憋 6 年，再发 2 周"就诊。患者于 6 年前开始出现反复发作的咳嗽、咳痰、喘憋，痰为白黏痰，量多，不易咳出，行肺功能等相关检查诊断为"慢性阻塞性肺疾病"，6 年来症状进行性加重，活动耐量下降；2 周前受凉后上述症状反复，证见：咳嗽，痰多、色白、质黏，不易咳出，活动后喘憋气短，晨起症状明显，进食尚可，睡眠欠佳，梦扰，二便调。既往有高血压、前列腺增生、冠心病病史。舌质红，苔薄黄腻，脉滑。中医诊断：肺胀；西医诊断：慢性阻塞性肺疾病急性加重；辨证：肺脾两虚，痰浊阻肺。治以补益肺脾，化痰降逆。处方：浙贝母 12 g、橘红 12 g、陈皮 12 g、竹茹 12 g、地龙 12 g、麸僵蚕 12 g、生百合 15 g、蜜百部 15 g、姜厚朴 10 g、砂仁 12 g、炮姜 12 g、生黄芪 30 g、麸炒白术 15 g、麸炒枳实 15 g、太子参 15 g。水煎服，日一剂，早晚分服。

二诊：患者偶有咳痰，痰白、质稀、量少、易咳出，无喘憋、气短，纳眠尚可，二便调。咳喘明显减轻，前方基础上，加强益气健脾、补肾固本之品，去百部，加山药、苍术各 15 g。此方再服 14 剂，患者偶有咳嗽，活动无明显喘憋气短。

按语：本案患者久病，肺、脾已虚，有伏痰寒饮，此次急性加重，考虑再受外邪，痰郁化热、壅塞肺气，致咳喘加重。用药若过于苦寒，清热效强，但损脾伤胃；补益过多，则闭门留寇，补泻比例需仔细斟酌，处方遣药必十分审慎。本例治疗中首诊选用生黄芪、太子参、炒白术以补肺健脾，无温燥助热之弊；以瓜蒌、竹茹、浙贝母、僵蚕等清肺化痰，药性相对平和，无大苦大寒伤胃遏阳之虑，以地龙、百合、百部等甘寒之品润肺化痰止咳；

以炮姜"守而不走"温中散寒，并砂仁、厚朴、枳实、陈皮运脾化湿、畅上通下，使中焦不壅、肺气得降，疗效显著。再诊加强补益肺、脾、肾之力，增山药以三脏同补，同时加苍术以运脾化湿。如此寒热并用，攻补兼施，补泻分寸拿捏精准，达到了使邪去而正安，痰浊得化，缠绵的咳喘病情得以控制的效果。

二、从肝论治咳嗽

中医认为，五脏六腑都可以导致人体咳痰，非独在肺，临床上，慢性久咳的治疗多从肺、脾、肾为主，苏凤哲教授认为情志因素在咳嗽中起重要作用，临床喜从肝论治咳嗽。《素问·咳论》指出"五脏六腑皆令人咳，非独肺也""肝咳之状，咳则两胁下痛，咳则喉中介介如梗状，甚则两胁下满"，由此可见咳时两胁胀满疼痛、喉中如有异物梗塞感为肝咳的临床表现。清·陈念祖《医学从众录》"治肝咳嗽，两胁下满。以皂荚树根皮三两，杏仁，贝母各三两，炙甘草一两"。清·林佩琴《类证治裁》："治肝胆之气升犯肺者，泄木降逆，钩藤、栀子、枳壳、丹皮、陈皮之属。"又云："上气呛咳胁痛，肝木乘肺也，七气汤加白术、金橘。"苏师治疗肝咳，多肝肺同治，或疏肝和胃，或疏解少阳，或养阴柔肝，或清肝肃肺，或暖肝温胃，或清肝活血通络等，喜用八月札、郁金、佛手、陈皮、紫苏、海浮石、夏枯草、龙胆草、茵陈、素馨花、枳壳等。

案例：刘某某，男，51岁，2016年3月2日初诊。因"咳嗽、咳痰1月余"就诊。患者于1月余前感冒后出现咳嗽，对症服用止咳药，咳嗽时轻时重。证见：咳嗽，咳白黏痰，动则生痰，咳则两胁胀满疼痛，睡眠有时不好，大便常，胃纳可。面色晦暗。舌红，苔薄白，脉沉细。中医诊断：咳嗽病；西医诊断：支气管炎。中医辨证：肝郁犯肺，痰浊阻肺，肺失宣降；治以疏肝解郁、化痰止咳。处方：八月札15 g、郁金15 g、法半夏10 g、厚朴12 g、陈皮12 g、浙贝母12 g、竹茹12 g、天竺黄12 g、鱼腥草15 g、佛手12 g、百部12 g、百合15 g、前胡12 g、紫苑15 g、地龙12 g、桃仁10 g。7剂。

二诊：2016年3月10日。咳嗽明显减轻，痰减少，若喝绿茶则痰量增多，两胁不痛了，睡眠改善，大便常。舌红、苔薄白、脉沉细。处方：上方去前胡，加海浮石20 g，7剂。嘱忌食生冷油腻。1个月后随访，患者用药后未再咳嗽。

按语：清·叶天士《临证指南医案》云："人身气机合乎天地自然，肺气从右而降，肝气由左而升，肺病主降日迟，肝横司升日速，呛咳未已，乃肝胆木反而刑金之兆。"认为肝气郁结，肝火犯肺，"肝阳逆行，乘肺则咳""肝逆乘胃射肺"等均可发生肝咳。近贤秦伯未指出"左右为阴阳之道路，肝升火及肺降不利，两胁刺痛，咳稀痰多，……即拟平肝肃肺"，说明了咳嗽治肺调肝的重要性。苏师认为，肝咳在临床最为常见，凡肝气郁结、肝火犯肺、肝血不足、肝肾亏虚、肝经郁热、肝经受寒、肝气滞血瘀等因素，影响肺之宣发肃降而咳者，皆可依肝咳论治。肝咳的治疗，以宣肺化痰止咳治其标，疏肝养肝以治本。肝木条达，则肺气自能宣发肃降，气机调和，则咳嗽自愈。

本案患者首诊时表现为咳时两胁胀满疼痛，睡眠不好，为肝咳的典型表现，治宜疏肝解郁、化痰止咳，药用八月札、郁金、佛手以疏肝解郁；以鱼腥草、浙贝母、竹茹、天竺黄、海浮石清热化痰散结；以百合、百部、紫苑润肺止咳；以厚朴、陈皮、半夏燥湿运脾、行气化痰而杜生痰之源；以前胡降气祛痰、宣散外邪；以地龙、桃仁活血通络止咳。诸药从肝、肺入手，疏肝气，降肺气，使气机升降顺畅，上下相宜，则咳嗽之证得以缓解。

三、健脾祛湿、补肺益肾疗肺炎久不吸收案

稀便主要表现为大便水分增多，大便不成形，次数增多。炎症为渗出病变，亦表现为水液分泌物等存于局部难以吸收。稀便与难以吸收的炎症渗出，其根本在于津液代谢失调。津液的正常运行有赖于肺、脾、肾等脏腑功能的综合作用而完成。肺主行水，主宣发肃降，通调水道，如《血证论·阴阳气血水火论》说："津液足则胃上输于肺，肺得润养，其叶下垂，津液又随之而下，如雨露之降，五脏戴泽莫不顺利"。脾主运化水液，一方面将津液"上输于肺"，另一方面将津液直接输送至全身，濡养脏腑，"以灌四旁"。肾主水，《素问·逆调论》说"肾者水脏，主津液"，肾阳的升腾气化作用贯穿于水液代谢的全过程。《景岳全书·肿胀》高度概括了肺、脾、肾在津液代谢方面的作用，"水为至阴，故其本在肾；水化为气，故其标在肺；水惟畏土，故其制在脾"。肺气亏虚、脾气不足、肾阳虚衰，就会引起水湿停留，发生多种疾病，在肠道则表现为常年便溏，在肺部则表现为炎症不易吸收，甚则产生胸腔积液等。故苏师认为治疗根本在于健脾祛湿、补肺益肾。

案例：张某，男，39 岁，2016 年 4 月 14 日初诊。因"稀便 10 余年，肺炎 4 月余"就诊。患者平素大便不成形已十余年，4 个月前发热、咳嗽，被诊为肺炎，经抗感染、化痰治疗未再发热，但时有咳嗽，查胸部 CT 提示炎症渗出吸收不佳。证见：偶咳嗽，大便稀溏，日 2～3 次，腰酸痛，活动后气短，纳眠可。舌红、苔薄白，脉沉濡。中医诊断：泄泻病、咳嗽病；西医诊断：胃肠功能紊乱、肺炎。中医辨证：脾虚湿盛，肺气不利，久伤于肾；治以健脾祛湿、补肺益肾、化痰止咳。处方：太子参 12 g、生黄芪 15 g、炒白术 15 g、厚朴 12 g、砂仁 12 g、生山药 15 g、炮姜 10 g、川牛膝 30 g、炒杜仲 15 g、桔梗 15 g、百合 15 g、茯苓 30 g、泽泻 15 g、补骨脂 12 g、肉豆蔻 12 g、茵陈 15 g。14 剂。

二诊：2016 年 4 月 28 日。大便稀好转，乏力、腰酸好转，未再咳嗽，舌脉同前。继宗上法。上方去桔梗，加生薏苡仁 20 g。间断服用 14 剂。

三诊：2016 年 6 月 30 日。经服药后行胸部 CT 检查：炎症已吸收，现大便略有不成形，睡眠欠佳，疲劳乏力，身体沉重。减化痰燥湿之品，辅以宁心安神药，加酸枣仁 30 g、合欢皮 20 g、生龙齿 20 g，7 剂。2 个月后随访，患者大便成形，无明显不适。

按语：本案患者常年稀便，为脾虚湿盛的表现；活动后气短，肺主气，司呼吸，气短为肺气亏虚不足以息的表现；肾主骨，腰为肾之府，肾虚则腰酸软疼痛。脉沉濡，为肺、脾、肾亏虚、湿邪内盛的表现。故初诊时，即准确辨证为肺、脾、肾三脏亏虚，痰湿蕴肺致肺气不利，肺失宣降。故治疗以黄芪、太子参补益肺脾之气，以炒白术、炮姜、肉豆蔻温中健脾，以砂仁、厚朴燥湿运脾，以补骨脂、杜仲、川牛膝等补肾、强腰膝，更以山药益气养阴，补益脾肺肾三脏，以泽泻、茯苓等淡渗利湿，以桔梗开宣肺气、祛痰止咳，以百合养阴润肺。服用 14 剂，患者未再咳嗽。再诊，去桔梗，增薏苡仁以健脾开胃、利水渗湿。间断服药 28 剂，复查肺部 CT，持续 4 月余的肺部炎症已完全吸收；尚有睡眠欠佳，因足够的睡眠，是正气恢复的必要条件，故三诊积极以酸枣仁、合欢皮、生龙齿宁心安神，养精气，助体力。经过此次治疗，患者多年大便稀溏也痊愈。可见，此案治疗重在辨证准确，用药到位，才使多年顽疾祛除、新疾得愈。

四、补肾通络治疗肺纤维化

肺纤维化是一种老年病。疾病早期可仅见咳嗽，有痰或无痰，症状较单一，随疾病发展到晚期可见咳嗽无力、咳痰、呼吸困难、喘促等肺系疾病症状，可伴随如纳食不佳、消瘦、周身乏力等病症。肾主纳气，《类证治裁·喘证》："肺为气之主，肾为气之根，肺主出气，肾主纳气，阴阳相交，呼吸乃和。"《灵枢·天年》云"五十岁，肝气始衰，六十岁，心气始衰……，七十岁，脾气虚……，八十岁，肺气衰……，九十岁，肾气焦，四脏经脉空虚"，说明随着年龄增长，五脏之气日益衰绝，尤其肾脏之气虚衰日益彰显。另外，关于呼吸的记载，《难经》指出："呼出心与肺，吸入肝与肾。"肺纤维化患者随着疾病发展，肾虚之症表现日益明显，如咳嗽无力、呼吸浅短，说明肺纤维化疾病早期肺脏功能失职，疾病日久肾虚之症出现。可见，老年特发性肺纤维化，肺肾亏虚、肾不能纳气归根是其主要病机。其病位在肺、肾，本虚为主，痰瘀、脉络瘀阻为标，标本互为因果。本着治病求本原则，治疗以补肾为主，但单补肾而不化痰通络，疗效不突出，故在补肾基础上加用化痰通络药物，标本兼治，相辅相成，能提高疗效，并缩短疗程。

案例：患者，女，68岁，北京市人，刻下：活动后呼吸困难十年，加重2周，于2016年12月20日就诊。十年前无诱因出现活动后呼吸困难，咳喘伴咳痰呈白色，以后多以干咳为主，长期口服止咳药。2周前感冒后，出现彻夜咳嗽，痰不易咳出，口唇发绀，食少，腹胀，稍动即喘息不止，二便不利，舌苔白腻，舌质淡，脉弦滑。他院查肺部CT显示：双肺纹理增多紊乱，双肺下可见多发磨玻璃样密度增高影，纹理呈细网状及多发囊状病变，可见小叶间隔增厚，支气管血管束毛糙；动脉血气分析：PaO_2 65 mmHg。既往冠心病3年，服用阿司匹林及辛伐他汀治疗。现代医学诊断：老年特发性肺纤维化，冠心病。根据患者咳嗽、气喘、咳白痰、食少、腹胀、口唇发绀、舌苔白腻、舌质淡、脉弦滑等症状，辨证为肺肾气虚、痰湿内蕴，治则：祛湿化痰，止咳平喘，予以补肾通络方加减，处方：陈皮10 g、厚朴6 g、炒苍术6 g、茯苓10 g、甘草10 g、炒白术15 g、西洋参6 g、虫草花3 g、蛤蚧6 g、全蝎6 g、浙贝母10 g、穿山甲6 g、地龙10 g、僵蚕6 g、三七3 g、桃仁6 g、焦三仙30 g。上方服用1周后，咳痰好转，食少、腹胀减轻，痰湿之邪去后，给予院内协定方补肾通络方汤剂治疗，处方：西洋参6 g、虫草花3 g、蛤蚧6 g、全蝎6 g、浙贝母10 g、穿山甲6 g、地龙10 g、僵蚕6 g、三七3 g、桃仁6 g，日一剂，水煎分次温服，治疗1个月余，患者自觉呼吸困难减轻，动脉血气分析：PaO_2升高为80 mmHg。之后继续给予汤剂治疗6个月，来院复查，干咳及喘息等症均较前好转，各项指标亦有改善，继续服药 6 个月，患者一般情况良好，可行简单体力劳动，疗效较满意，至今已三年，患者健在。

按语：根据患者症状，辨证为肺肾气虚、痰湿内蕴。此时患者痰湿之邪旺盛，应以祛湿化痰、止咳平喘为治则，予以补肾通络方加减，以陈皮、厚朴、炒苍术为君药化湿祛痰，病情好转后，再给予院内协定方补肾通络方汤剂治疗，此时以西洋参、虫草花、蛤蚧为君药来补肾为主，佐以活血通络化痰之品，坚持服用病情好转。考虑到老年患者的特点，补肾通络方寒温并用，升降相宜，补肺肾而不致燥，化痰瘀而不伤正。选用西洋参补气养阴、清热生津配伍蛤蚧、虫草花补益肺肾、纳气平喘，浙贝母清热化痰散结，三七、桃仁活血祛瘀通络，全蝎、穿山甲、地龙活血散结、通经活络，僵蚕化痰散结、解除气管痉挛，全方补气、补肾、化痰、活血、化瘀、通络，切中病机，选药精当，配伍严谨，临床应用取得较好效果。

第三节　脾胃系病证医案

一、标本兼治疗胃脘痛案

胃脘痛，亦称胃痛，最早见于《黄帝内经》，现代医学中的慢性胃炎、胃溃疡、十二指肠溃疡等以上腹部疼痛为主要表现者，均可归为此类论治。《医学正传·胃脘痛》在治疗上提出"气在上者涌之，清气在下者提之，寒者温之，热者寒之，虚者培之，实者泻之，结者散之，留者行之。"为胃脘痛治疗提供了总的原则，现代也有医家将胃脘痛临床治疗概括为温、清、疏、利湿、化瘀、健运、消导、滋阴八法。《证治准绳·心痛胃脘痛》中说："胃脘痛……凡壮则气行而已，胃脘弱则着而成病"。丹溪曰："凡胃脘痛，必用温药，此是郁结不行，阻气不运，故痛在下者多属湿，宜温利之。"苏老师秉承路老"持中央，运四旁"调理脾胃的思想，认为胃脘痛的根本亦在于脾胃虚弱，其标在于湿邪内停，进而影响他脏功能及变生其他病理产物。

案例：郑某某，男，47 岁，2018 年 11 月 14 日初诊。夜里胃脘隐痛 3 个月，影响睡眠，大便不成形。慢性咽炎，咽部不适，有痰，晨起刷牙时有恶心感。舌淡暗，苔白腻，脉弦滑。中医诊断：胃脘痛；辨证：脾虚湿停，痰热上扰。治疗以健脾祛湿，清热安神，化痰散结。处方：黄芪 30 g、山药

15 g、肉桂 6 g、川牛膝 30 g、炒杜仲 20 g、干姜 12 g、姜厚朴 10 g、砂仁 12 g、麸炒苍术 15 g、木香 10 g、乌药 15 g、合欢皮 20 g、炒酸枣仁 30 g、法半夏 10 g、金银花 12 g、百合 15 g。配方颗粒，14 剂，早晚冲服。

二诊：夜里胃痛消失，进食花生米后腹部不适，影响睡眠，咽部有痰好转，大便仍不成形。舌脉同前。脾阳来复，显见疗效，夜里胃痛消失，咽部不适减轻，减金银花、百合等甘寒之品，守法酌加运脾化湿之品，巩固疗效。处方：黄芪 30 g、山药 15 g、肉桂 6 g、太子参 15 g、麸炒白术 15 g、炒白扁豆 12 g、茯苓 30 g、姜厚朴 10 g、砂仁 10 g、陈皮 12 g、木香 10 g、合欢皮 20 g、炒酸枣仁 30 g、生姜 10 g、大枣 10 g、焦麦芽 15 g。14 剂。2 个月后随访，无胃脘不适，睡眠安稳，偶有咽部不适，大便基本成形。

按语：胃脘痛之病因，多缘于感受外邪、饮食不节、情致失调等因素。此例患者系中年男性，平素饮食失节，起居无常，损伤脾胃，致使脾胃虚弱，运化失职，湿滞胃肠则长期大便不成形；湿聚成饮，饮停为痰，久而化热，阻碍中焦气机，发为胃痛；痰热扰神，则心神不宁；土不生金，痰浊阻肺，肺气不利，则发慢性咽炎，咽部不适。久病及肾，病情迁延。本案本虚标实，治疗当标本兼顾，以温中健脾为主，兼以清化痰热、宁心安神。患者遵嘱服药，14 剂后胃痛消失。脾胃虚弱非一日形成，痊愈非一诊收工，故仍需守法继服，根据症状变化调整几味药物，以使 3 月余的胃痛蠲除。

二、调脾胃补肺肾治疗久泻

张杲《医说》中曰："有人久患泄泻，以暖药补脾及分利小水，百种不愈。医诊之心脉独弱，以心气补脾药服之，遂愈。"首次将泄泻病名确立。泄泻常见病因为外感、饮食不节、情志失常及脏腑病变。临床常见之久泻多因脏腑病变导致。脾胃虚弱为最主要的因素，如张景岳《景岳全书》曰："泄泻之本，无不由于脾胃""饮食不节，起居不时，以致脾胃受伤，则水反为湿，谷反为滞，精华之气不能输化，乃致合污下降而泻利作矣。"强调脾胃为泄泻发生的主要病变部位，脾胃病是泄泻发生的主要病因、病机。但久泻不仅仅责于脾、胃，亦与肺、肾相关。赵献可《医贯·泻利并大便不通》曰："肾既主大小便而司开阖。故大小便不禁者责之肾。"又曰："肾不但主小便，而大便之能开而复能闭者，肾操权也。今肾既虚衰，则命门之火熄矣。火熄则水独治。故令人多水泻不止。"指出泄泻、下利均与肾关系密切。张璐《张氏医通》提出虚损泄泻，"肺肾同治"，认为肾脏真阴虚，则火邪胜，火邪上升，必伤肺而为咳逆，真阳虚则水邪胜，水气内溢，必渍脾而为泄泻。既嗽且泄，上下俱病先后天之气并伤，故虚损关。基于以上理论，苏师治疗久泻首责脾胃、不忘肺肾。

案例：郭某某，女，51 岁，2018 年 11 月 28 日初诊。胃镜（2018 - 11 - 24）提示：非萎缩性胃炎。肠镜：未见异常。诊见：腹胀，消化不好，食后不下，肠鸣，易腹泻，稍有不慎则日泻 6 ~ 7 次，以热水袋外敷好转，时有心慌，眠差，醒后难再入睡，反复感冒，平素大便稀溏。舌淡红、苔薄白，脉弦滑。中医诊断：胃痞病；西医诊断：非萎缩性胃炎。辨证：肺脾气虚，水湿内停。治法：温中健脾，益气化湿。处方：生黄芪 30 g、炒白芍 12 g、桂枝 6 g、高良姜 12 g、生山药 15 g、麸炒白术 15 g、茯苓 30 g、太子参 15 g、砂仁 10 g、木香 12 g、炒酸枣仁 30 g、合欢皮 20 g、干姜 12 g、大枣 15 g。水煎服，日 1 剂，7 剂，早晚分服。

二诊：2019 年 1 月 9 日。服药期间诸症好转，停药反复，仍心慌不安。舌脉同前。患者依从性较差，嘱其规律用药，鼓舞肺脾之气，慢病久病在于守法缓图，继用前法，并宁心安神定悸，加用茯神、法半夏、龙齿等。处方：太子参 15 g、麸炒苍术 15 g、麸炒白术 15 g、生黄芪 30 g、生山药 30 g、砂仁 12 g、木香 12 g、陈皮 12 g、干姜 12 g、茯苓 30 g、炙甘草 10 g、合欢皮 20 g、炒酸枣仁 30 g、茯神 30 g、龙齿 20 g、法半夏 10 g。7 剂，水煎服，日一剂，早晚分服。

三诊：2019 年 2 月 20 日。近日因家事生气后出现口干、苦，胃脘隐痛，大便服用上药可成形，腹胀好转，近期未感冒。舌淡红、苔薄黄，脉弦滑。患者此次因忧思郁怒，情怀不畅，肝郁气滞，疏泄失职，横逆犯胃，气血壅而不行，不通则痛。在原有胃病的基础上，"火上浇油"导致胃脘疼痛；气郁化火，肝火上炎则口干、口苦。遂疏肝解郁、清热泻火、健脾益气、温中化湿。处方：焦麦芽 30 g、醋香附 12 g、黄芩 12 g、蒲公英 20 g、虎杖 12 g、生黄芪 30 g、生山药 30 g、干姜 12 g、砂仁 12 g、合欢皮 20 g、炒酸枣仁 30 g、茯神 30 g、姜厚朴 12 g、龙齿 20 g、煨肉豆蔻 12 g、麸炒苍术 15 g。7 剂，水煎服，日一剂，早晚分服。再次叮嘱患者胃肠病忌情绪波动、饮食不节。药后患者未再胃痛，大便可，调方再服药 10 余剂。大便成形，未再腹泻，腹胀不明显，睡眠尚可。

按语：本案患者初诊时，稍有不慎则易腹泻、日 5 ~ 6 次，平素大便不成形、腹胀、食不下等为脾胃虚弱的表现；平素反复感冒为肺气亏虚、卫外不固的表现。故治疗以健脾益胃、补肺益气为主，选用生黄芪、生山药、麸炒白术、太子参、干姜、大枣、高良姜、砂仁以芳香化湿，以木香行气调中，以炒白芍、桂枝建中和胃、调和营卫，并以炒酸枣仁、合欢皮宁心安神。药与证符，患者二诊后即未再腹泻、大便成形，腹胀好转、未再感冒。三诊时，因情绪波动后出现胃脘疼痛，病机在于肝郁气滞，疏泄失职，横逆犯胃，气血壅而不行，不通则痛。治疗以焦麦芽、醋香附疏肝解郁，以黄芩、蒲公英、虎杖清肝泄热，仍以生黄芪、生山药、干姜、砂仁、肉豆蔻、姜厚朴、麸炒苍术健脾益胃、化湿行气，以合欢皮、炒酸枣仁、茯神、龙齿宁心安神，药后诸症好转。慢性胃炎及腹泻病理因素错杂，治疗当契合病机，寒热并用，攻补兼施，方能取得长期疗效。胃病"七分养，三分治"，务必告知患者畅情志、节饮食、起居有时、不妄作劳。

三、灵活辨证、多法并用疗溃疡性直肠炎

溃疡性直肠炎主要指炎症仅限于直肠部位的一种病证，主要表现为腹泻、黏液血便、脓血便，甚则鲜血便，需要经过电子结肠镜检查及病理结果明确诊断，其发病机制尚不明确，西医认为与遗传易感性、免疫调节紊乱、感染及环境等因素有关，但疗效尚不稳定。其证属于中医"休息痢""肠澼""久痢"范畴，采用中药治疗副作用少，有其优势。2010年版《溃疡性直肠炎中西医结合诊疗共识》将其分为六个证型：①脾气虚弱证，治宜健脾益气、化湿止泻，主方参苓白术散加减；②脾肾阳虚证，治宜温阳散寒、健脾补肾，主方附子理中汤加减；③肝郁脾虚证，治宜疏肝理气、补脾健运，主方痛泻要方加减；④大肠湿热证，治宜清热燥湿、调气行血，主方芍药汤加减；⑤寒热错杂证，治宜温阳健脾、清热燥湿，主方乌梅丸加减；⑥热毒炽盛证，治宜清热解毒、凉血止痢，主方白头翁汤加减。这一共识，基本涵盖溃疡性直肠炎的基本病机与治法，但临证过程中，病情复杂而多变，常需谨守病机，标本兼顾，寒热同调，多法并用，经方叠用，灵活变通，方可取得长久疗效。

案例：邓某某，男，71岁，2016年2月17日初诊。因"腹泻1年"就诊。患者于2015年出现腹泻，每日大便次数20余次，2015年12月29日肠镜检查提示：溃疡性直肠炎。既往高血压10余年，长期服用降压药；腰椎管狭窄。证见：大便稀，日20余次，夜间1小时一次，肛门下坠感，性情急躁，小腹胀，时有头晕，多尿，纳可，怕冷，眠差。舌红，苔根部黄腻，

脉沉弦。中医诊断：泄泻病；西医诊断：溃疡性直肠炎。中医辨证：脾肾阳虚，湿蕴下焦，水不涵木，肝阳上亢。治以补脾肾，助气化，祛湿浊；补肝肾，清肝热，调升降。处方：生黄芪15 g、山萸肉12 g、女贞子15 g、补骨脂12 g、川牛膝30 g、益智仁12 g、肉豆蔻12 g、泽泻15 g、茯苓30 g、炒白术15 g、桂枝10 g、炙甘草10 g、生薏苡仁20 g、厚朴12 g、砂仁12 g、木香12 g、茵陈15 g、八月札15 g。7剂，颗粒剂，早晚两次冲服。

二诊：2016年2月24日。药后大便日7~8次，晚上起夜3次，小腹下坠及腹凉症状减轻，左侧耳鸣，睡眠改善。舌红，苔根部黄腻减轻，脉沉弦。处方：上方去桂枝、炙甘草、茵陈、八月札，加温补脾阳、升阳通窍类药物，炮姜12 g、川芎12 g、珍珠母30 g。7剂。

三诊：2016年3月2日。大便日7~10次，晚上起夜3~4次，里急后重感明显，肛门稍灼热，无头晕、耳鸣等。虚不受补，稍有热象。处方：上方去女贞子、补骨脂、川芎、珍珠母，加行气导滞、清热止痢的药物，白头翁15 g、槟榔12 g、秦皮12 g。7剂。

四诊：2016年3月9日。大便日5~10次，里急后重严重，耳鸣偶有发作，偶有小腹下坠，喜食热性食物，臀部麻木感、下肢沉重。舌脉同前。现里急后重明显，考虑湿热蕴肠、肠道不利为突出表现。辨证：大肠湿热，脾肾亏虚；治以清热燥湿为主，补脾益肾为辅。处方：白头翁30 g、黄连6 g、黄柏12 g、秦皮12 g、槟榔15 g、厚朴12 g、炒白术15 g、生薏苡仁20 g、肉豆蔻12 g、炮姜12 g、制附片12 g、败酱草15 g、砂仁12 g、炒苍术15 g、合欢皮20 g、泽泻15 g。7剂。

五诊：2016年3月16日。大便5~6次，起夜2~3次，里急后重明显，腹胀下坠，臀部麻木、下肢沉重好转。经用药，大肠湿热减轻，故清补并重。处方：白头翁30 g、黄芩12 g、秦皮12 g、槟榔12 g、木香12 g、炮姜12 g、制附片12 g、茯苓30 g、厚朴12 g、炒白术15 g、砂仁12 g、生山药30 g、山萸肉12 g、炒苍术15 g、生薏苡仁20 g、升麻5 g。7剂。

六诊：2016年3月23日。大便次数如前，腹胀及下坠好转，少量便血。处方：上方去苍术，加仙鹤草15 g以收敛止血。

七诊：2016年3月30日。大便日3~5次，起夜3~4次，里急后重减轻，无明显便血，臀部麻木进一步减轻，腹胀痛，下坠感，矢气有大便。处方：上方去仙鹤草、生薏苡仁，加肉豆蔻12 g以行气消胀。后随访2个月，患者大便日3~4次，起夜2~3次，偶有小腹坠胀及里急后重，未再便血。

按语：本案为较典型的溃疡性直肠炎患者，初诊时腹泻日 20 余次、多尿、怕冷、眠差等，一派虚象，为脾肾阳虚的表现，但又兼性情急躁、头晕不适，存在肝阳上亢的情况，其本仍在于肝肾亏虚、水不涵木，加之久病肝郁气滞、肝经郁热，故治疗时选用生黄芪、山萸肉、女贞子、补骨脂、川牛膝、益智仁、肉豆蔻、茯苓、炒白术、桂枝、炙甘草、生薏苡仁等健脾益肾、补益肝肾，以泽泻、茯苓、薏苡仁等渗湿止泻，并以厚朴、砂仁芳香燥湿、调脾胃升降之机，以木香、八月札疏肝理气，以茵陈清肝泄热。患者服用 7 剂疗效显著，大便次数减至日 7～8 次。三诊、四诊时，里急后重、肛门灼热，湿热显现，转以白头翁、黄连、黄柏、秦皮、槟榔、败酱草等清热燥湿、解毒止痢为主，仍以炒白术、生薏苡仁、肉豆蔻、炮姜、制附片温补脾肾，以厚朴、砂仁、炒苍术燥湿止泻。五诊时，虚实共存，同等程度，故清补并重。六诊时有少量便血，加用具有收敛功效的仙鹤草以止血止痢。七诊时患者腹下坠感、矢气有大便，加用肉豆蔻既涩肠止泻，又温中行气消胀。该案患者前后七次就诊，病情多变，病机复杂，苏师治疗时顺应病情，切中病机，移法更方，总体来说，病情逐渐缓解，直至趋于稳定，虽难根治，于患者而言，极大地减轻了痛苦是一件幸事。

四、健脾化湿和胃疗顽固性胃痛

　　《温病条辨·湿》云"脾主湿土之质，为受湿之区，中焦湿证最多"，脾胃互为表里，与五气之中湿相通。湿土之气，同类相召，湿邪易犯中焦脾胃。气候、环境、饮食等方面湿邪过盛，皆可侵犯脾胃，致慢性胃炎的发生、发展。湿性黏滞，湿邪致病常缠绵难解，病程延长，经久不愈。久病必虚，慢性胃炎本有脾胃虚弱，加之饮食劳倦、情志失调等因素进一步损伤脾胃，脾胃运化失职，水液代谢失常，则内湿由生。故苏师认为脾虚湿滞为慢性胃炎的基本病机。张锡纯在《医学衷中参西录》中曰："人之元气，根基于肾，萌芽于肝，脾土之运化水谷，全赖肝木之升发疏泄而后才能运化畅达健运，故曰土得木而达"，即土需木疏，脾得肝之疏泄，方可运化健旺。故肝气不舒，则脾土不健，这是慢性胃炎常易因情绪波动诱发的原因。

　　案例：李某某，男，62 岁，2016 年 3 月 9 日初诊。因"胃痛 10 余年"就诊。多次胃镜检查均提示：浅表性胃炎。证见：胃脘胀痛，平素泛酸，口干、口苦，大便黏滞或稀溏，睡眠易醒。舌红、苔黄腻，脉沉弦。中医诊断：胃痛病；西医诊断：浅表性胃炎。辨证：脾虚湿滞，肝胃不和，心神不安。治以健脾除湿，疏肝和胃，宁心安神。处方：法半夏 10 g、厚朴 12 g、砂仁 12 g、炒白术 15 g、炮姜 12 g、生薏苡仁 30 g、肉豆蔻 12 g、木香 12 g、八月札 15 g、茵陈 15 g、炒枳实 12 g、黄芩 12 g、瓦楞子 20 g、合欢皮 20 g、酸枣仁 30 g、炒白芍 12 g。7 剂。

二诊：2016 年 3 月 17 日。胃胀满减轻，时隐痛，口涩，睡眠早醒，大便基本正常。增宁心安神之力，去白芍，改酸枣仁为 40 g，加茯神 30 g。14 剂。

三诊：2016 年 3 月 30 日。胃脘无明显胀满疼痛，泛酸症减，大便已成形，近几天咳嗽，夜间尿频 4~5 次，易醒，难再入睡。舌脉同前。脾虚及肺、肾，肺失宣降、肾失固摄。上方加补肾固涩、润肺化痰之品，上方去八月札、薏苡仁、茵陈，加用山萸肉 12 g、百合 15 g、浙贝母 12 g。7 剂。

四诊：2016 年 4 月 7 日。胃不胀，泛酸次数及程度均减轻，稍咳嗽，尿频已减为 2~3 次/晚，睡眠改善，大便成形。上方去肉豆蔻，加陈皮 12 g。7 剂。随访半年，胃胀不显，无胃痛发作，偶泛酸，无咳嗽，夜尿 1~2 次，睡眠可，大便成形。

按语：慢性迁延性胃炎病机多为禀赋不足、脾胃虚弱，饮食不节、损伤脾胃，郁怒伤肝、肝气犯胃，久则气滞食积、湿浊中阻、湿热困脾、水饮内停、痰瘀互结、化热伤阴等。本案患者慢性胃炎、胃脘疼痛长达 10 余年，平素大便稀溏或黏滞，为脾虚湿滞的表现，又兼见口干口苦、泛酸、胃胀、舌红、苔黄腻、脉弦等，为肝胃不和、肝经郁热的体现。故治疗时以健脾除湿、疏肝和胃、清肝泄热为法。胃不和则卧不安，除治疗胃疾外，尚需宁心安神。后期调方，根据兼证加减几味，仍谨守病机、守法继服。前后 35 剂，十余年的胃痛得以控制。

五、温补脾肾疗胃痞满

胃痞病是指心下痞塞，胸膈满闷，触之无形，按之不痛、望无胀大之病症，多属于西医学之慢性浅表性胃炎、慢性萎缩性胃炎、功能性消化不良等病之范畴。该病常有病程漫长、病势缠绵、兼夹证多、反复发作的特点，虽非脾胃系统疾病之急重症，但该病发病人数多且临床疗效欠佳，极大影响了患者的生活质量。刘完素在《素问病机气宜保命集》中有云："脾不能行气于四脏，结而不散，则为痞。"说明生痞之源，在于脾土运化失司，不能行气于心、肺、肝、肾四脏，郁结于中焦。张介宾在《景岳全书》中指出：

"凡有邪有滞而痞者,实痞也,无物无滞而痞者,虚痞也",指出痞分虚、实两类。这提示我们在临证中,对于痞满之证,应分清虚实,不可一味地施以寒凉苦降、耗气伤津之品,导致土中火败,脾胃虚弱,中气不振,转运失司,虚者更虚。同时对于虚证痞满,可通过温补脾肾之阳等恢复脾胃运化之职。

案例:马某某,女,56岁,2016年3月16日初诊。主因"胃胀、食不下、稀便3年"。患者近3年,反复胃胀,食欲不振、纳谷不香、进食量少,体重逐渐下降约8 kg。证见:胃脘胀满,进食量少,右下肢发凉,皮肤干燥、口干、皮肤粗糙,腰酸乏力,臀部发凉,大便不成形,睡眠不好、多梦。舌红、苔薄,脉弦细。中医诊断:胃痞病;西医诊断:慢性胃炎。中医辨证:脾肾阳虚,肝肾亏虚,气机失和,心神不宁;治以温脾肾,补肝肾,和脾胃,安心神。处方:太子参15 g、生黄芪20 g、女贞子15 g、补骨脂12 g、川牛膝30 g、炒杜仲20 g、炮姜12 g、制附子12 g、枸杞子12 g、厚朴12 g、砂仁12 g、炒白术15 g、肉豆蔻12 g、生山药15 g、合欢皮20 g、炒枣仁30 g、茵陈20 g、知母12 g。7剂。

二诊:2016年3月23日。药后食欲好转,仍大便稀溏,右侧半身发凉怕风,睡眠改善,多梦,口疮。上方去山药、肉豆蔻、茵陈,因患者半身畏风,予玉屏风散加防风8 g;新发口疮,加木蝴蝶12 g、牛蒡子12 g以解毒敛疮。7剂。

三诊:2016年3月31日。药后口疮未新起,胃胀不明显,进食量增多,睡眠不好,大便黏滞,2天1次,舌红、苔黄腻,脉沉细。处方:太子参15 g、法半夏10 g、厚朴12 g、砂仁12 g、生白术30 g、炒枳实15 g、木蝴蝶12 g、肉豆蔻12 g、茵陈15 g、八月札15 g、生山药30 g、白扁豆12 g、合欢皮20 g、酸枣仁30 g、茯神30 g、虎杖15 g。7剂。

四诊:2016年4月7日。口腔溃疡消失,大便黏滞,每日1次,睡眠转好仍多梦,舌红、苔黄腻,脉沉弦。处方:上方去木蝴蝶、肉豆蔻、白扁豆,加土茯苓30 g、连翘15 g、木香12 g、酸枣仁改为40 g。7剂。随访3个月,患者无明显胃胀,进食可,大便日1次,成形,偏黏滞,睡眠尚可。

按语:黄元御在《四圣心源》云:"胃主降浊,脾主升清。湿则中气不运,升降反作,清阳下陷,浊阴上逆,人之衰老病死,莫不由此。"故治疗胃痞病,苏师多注重脾胃的功能是否正常。本案患者初诊时症状杂而多,其中胃胀反复3年、便溏、进食少,为脾胃虚弱不运的表现;脾胃不能传输津液于四肢肌肤，则见皮肤干燥、口干、皮肤粗糙；腰臀部、下肢发凉，腰酸乏力，腰为肾之府，肾阳虚衰则腰臀部发凉；肾主骨，肝主筋，腰膝酸软为肝肾亏虚所致。故治疗时用太子参、生黄芪、女贞子、补骨脂、川牛膝、炒杜仲、炮姜、制附子、枸杞子、肉豆蔻、生山药以温补脾肾、补益肝肾，以厚朴、砂仁、炒白术燥湿运脾，恢复中焦升降之机；合欢皮、炒枣仁以疏肝郁、宁心志、安心神；湿郁久化热伤阴，予茵陈、知母清热养阴，避免温燥之品耗津。二诊诸症好转，但新发口疮，虑为热毒上扰，以木蝴蝶、牛蒡子清热解毒、生肌敛疮；再加防风，奏黄芪、白术成玉屏风散之意，以补气固表、治疗畏风症。三诊胃胀不显，湿热显现，大便黏滞，口疮未痊愈，故治疗时，温清并重，以太子参、生白术、肉豆蔻、生山药、白扁豆温补脾肾，以法半夏、厚朴、砂仁燥湿运脾，以炒枳实、八月札理气解郁，以木蝴蝶、茵陈、虎杖清热泻火利湿，以合欢皮、酸枣仁、茯神宁心安神。四诊大便黏滞，舌苔黄腻，虑湿热未除，增土茯苓、连翘取其清热解毒利湿之力，木香以行气调中。药后患者未再胃胀，进食增。

六、补脾祛湿、寒热同调治疗胃癌二则

胃癌是消化道常见恶性肿瘤，属中医学"反胃""积聚""伏梁"等范畴。《景岳全书》云："凡脾肾不足及虚弱失调之人多由积聚之病"。《卫生宝鉴》云："凡人脾胃虚弱，或饮食过度，或生冷过度，不能克化，致成积聚结块。"胃癌多因饮食不节，或暴饮暴食，或饥饱无常，日久天长，脾胃受伤，由轻到重，逐步演变而成。或逢重大事件、过度的精神压力，或所欲不遂、郁怒难伸、气机不畅，导致胃失和降、寒湿内生，久则湿浊中阻，化热成毒，形成寒热胶结，夹瘀夹痰，难分难解，结聚成块，盘踞胃脘而成。苏师治疗胃癌顾护脾胃，注重湿邪、寒热同调。

案例1：耿某某，男，67岁，2019年2月16日初诊。患者于2018年12月19日行胃癌手术切除。原有慢性胃炎、心脏瓣膜关闭不全。证见：口苦，胃液上泛，食欲差，进食少，咽部有痰，大便常，睡眠可。舌红、苔黄腻，脉沉弦。中医诊断：胃癌病；西医诊断：胃癌术后，残胃炎，胃食管反流病。中医辨证：脾虚湿滞，肝胃不和，心神不宁。治以健脾化湿，舒肝和胃，宁心安神。处方：法半夏10 g、砂仁12 g、木香12 g、炒白术15 g、生山药20 g、太子参15 g、丹参15 g、厚朴12 g、香附12 g、茵陈15 g、百合15 g、生龙齿20 g、炒枣仁30 g、竹节参10 g、五爪龙15 g、陈皮12 g。

14 剂。

二诊：2019 年 3 月 2 日。药后食欲好转，胃上泛缓解，大便常，睡眠可。胃气稍复，上方去香附、百合，加炒麦芽 20 g、娑罗子 12 g。14 剂。

三诊：2019 年 3 月 17 日。无泛酸，进食则胃脘不适感，难以名状，睡眠可，大便常。处方：法半夏 10 g、砂仁 12 g、木香 10 g、炒白术 15 g、炒枳实 15 g、太子参 15 g、炒麦芽 20 g、绿萼梅 12 g、竹节参 12 g、陈皮 12 g、生山药 15 g、合欢皮 20 g、炒枣仁 30 g、香附 12 g、娑罗子 12 g。14 剂。

四诊：2019 年 5 月 11 日。药后胃部不适症状消失，停药近 1 月余。证见：口淡无味，进食不香，大便常，睡眠可。舌红、苔根部黄腻，脉沉滑。以开胃进食汤方加减，处方：太子参 20 g、法半夏 10 g、砂仁 12 g、木香 12 g、生白术 15 g、炒枳实 15 g、生山药 15 g、炒麦芽 30 g、炒神曲 20 g、陈皮 12 g、茯苓 30 g、合欢皮 20 g、炒枣仁 30 g、肉豆蔻 12 g、娑罗子 12 g、绿萼梅 12 g。14 剂。

按语：脾胃为后天之本，气血生化之源，李东垣提出"内伤脾胃，百病由生"，近代张锡纯认为胃癌与中气不足有关，"当以大补元气为主"。苏师认为脾胃虚弱是胃癌发病之根本，脾胃虚弱，则不能荣肌肤分肉，内注五脏六腑，则生癌毒。故治疗胃癌需全程顾护脾胃，如本案以太子参、白术、山药、竹节参、肉豆蔻等健脾益胃，以半夏、砂仁、厚朴、陈皮等燥湿和胃，湿去则脾健；脾胃和顺，有赖于肝之疏泄，故苏师常以木香、炒麦芽、娑罗子、绿萼梅、香附等疏肝理气，和胃止痛。因湿浊中阻，化热成瘀，又以茵陈、百合、丹参、五爪龙等清热润燥化瘀。心主神志，为五脏六腑之大主，故苏师常注重心神是否安宁，常以合欢皮、枣仁等宁心安神定志。

案例 2：姜某某，男，65 岁，2019 年 1 月 19 日初诊。曾患胃溃疡多年，2018 年确诊为胃腺癌，腹腔大网膜转移，肺部结节，服用替吉奥。证见：打嗝，泛酸，腹胀，矢气多，睡眠差，大便常。舌红、苔薄白腻，脉弦滑。中医诊断：胃癌病；西医诊断：胃腺癌，大网膜转移。中医辨证：脾虚湿滞，寒热错杂，心神不宁；中医辨病处方：法半夏 10 g、厚朴 10 g、砂仁 12 g、木香 12 g、生白术 30 g、炒枳实 15 g、生山药 20 g、干姜 12 g、黄芩 12 g、虎杖 15 g、合欢皮 20 g、炒酸枣仁 30 g、茯神 30 g、炒麦芽 20 g、海螵蛸 15 g、太子参 20 g。14 剂。

二诊：2019 年 2 月 2 日。药后泛酸减，仍食后腹胀，睡眠易醒，乏力，吃海参后下肢红斑瘙痒，暂停用替吉奥。处方：上方加蒲公英 20 g、生龙齿

20 g、大腹皮 15 g、白鲜皮 30 g。14 剂。

三诊：2019 年 2 月 16 日。药后腹胀、泛酸均明显减轻，睡眠入睡难，乏力，下肢瘙痒缓解，饭后脐周痛，大便黏。辨证：脾肾亏虚，寒热交杂，湿毒蕴肤，心神不宁。治以健脾益肾、温中散寒、清热除湿、宁心安神。处方：太子参 15 g、女贞子 15 g、补骨脂 12 g、川牛膝 20 g、砂仁 12 g、木香 12 g、大腹皮 15 g、陈皮 12 g、蒲公英 20 g、干姜 12 g、合欢皮 30 g、炒枣仁 40 g、茯神 30 g、生龙齿 20 g、虎杖 15 g、白鲜皮 30 g、高良姜 10 g。14 剂。

四诊：2019 年 3 月 2 日。各症不适缓解，继续服用替吉奥 6 粒/日，脐周痛减，腿皮疹稍痒，时有泛酸，睡眠好转，大便干。处方：法半夏 10 g、砂仁 12 g、木香 12 g、干姜 12 g、黄芩 12 g、蒲公英 20 g、厚朴 12 g、合欢皮 20 g、炒枣仁 20 g、陈皮 12 g、大腹皮 15 g、全蝎 3 g、炒麦芽 30 g、香附 12 g、娑罗子 15 g、绿萼梅 12 g。14 剂。

五诊：2019 年 3 月 16 日。药后胃泛酸减轻，大便不干，饭后脐周痛约半小时，眼眵多，纳可，睡眠可，乏力。眼眵多，虑有肝热。处方：上方去蒲公英，加山药 15 g、太子参 15 g、钩藤 15 g、炒白术 15 g。14 剂。

六诊：2019 年 3 月 30 日。服药后胃痛，晚上腹泻，晨起恶心。查肿瘤因子正常。处方：法半夏 10 g、砂仁 12 g、木香 12 g、干姜 12 g、黄芩 12 g、炒白术 15 g、生山药 15 g、大腹皮 15 g、合欢皮 20 g、炒酸枣仁 30 g、瓜蒌 30 g、娑罗子 12 g、绿萼梅 12 g、太子参 15 g、炒麦芽 20 g。14 剂。

七诊：2019 年 4 月 13 日。胃脘偶尔疼痛，时有烧心，大便日 2 次、有辣的感觉，晨起 6 点左右大便。处方：上方去娑罗子、加布扎叶 12 g、蒲公英 12 g、补骨脂 12 g。14 剂。

按语：本案患者，同上案相比，共同之处在于病机根本为脾胃虚弱，不同之处在于本案寒热交杂更明显，除基础病外，如易出现皮肤红斑瘙痒、眼眵多、烧心等热象特征。故苏师治疗除顾护脾胃、注重湿邪外，更注重寒热错杂的病机特点，以对药寒热同调，如干姜—黄芩，高良姜—蒲公英组合。干姜，黄元御《长沙药解》载其："味辛，性温。入足阳明胃、足太阴脾、足厥阴肝、手太阴肺经。燥湿温中，行郁降浊，补益火土，消纳饮食，暖脾胃而温手足，调阴阳而定呕吐，下冲逆而平咳嗽，提脱陷而止滑泄。"可见干姜助脾胃阳气，祛脾胃寒邪，又能温散肺寒而化痰饮。黄芩，"味苦，气寒，入足少阳胆、足厥阴肝经。清相火而断下利，泻甲木而止上呕，除少阳之痞热，退厥阴之郁蒸。"可见黄芩可清解热邪，消痞止呕。干姜配黄芩，早在《伤寒论》中就用"干姜黄芩黄连人参汤"以治疗寒热错杂之食入口即吐者，两药相配，一寒一热，一苦一辛，寒热并用，辛开苦泄，以免寒热格拒出现恶心呕吐，泛酸痞满等。高良姜，李中梓《雷公炮制药性解》载其"味辛，性大温无毒，入脾胃二经。主胃中冷逆，霍乱腹痛，除寒气，去冷痹，止吐泻，疗胃翻，消宿食，解酒毒。"可见高良姜专入脾胃，为脾胃所快，温散脾胃之寒而止呕、止酸、消食。蒲公英，李中梓《雷公炮制药性解》载其"味苦甘，性寒，无毒，入脾胃二经。化热毒，消恶疮结核，解食毒，散滞气。"可见蒲公英可清热解毒，利湿消疮。高良姜配蒲公英，专入脾胃，一热一寒，辛开苦泻，治疗胃癌患者常见的吐泻、泛酸等表现，促进溃疡愈合。

七、消补兼施治疗肠间质瘤

胃肠间质瘤是一组起源于胃肠道间质干细胞的肿瘤，属于消化道间叶性肿瘤，发病率为（1～2）/10 万，占胃肠道肿瘤的 1%～4%。手术切除是目前治疗该病的主要方法，但术后复发率以及腹腔内脏器转移发生率较高，术后部分患者给予靶向药治疗，但易耐药。关于胃肠间质瘤，中医学并无直接的病名记载，临床以血便、腹部隐痛等为主要表现，因此可归于中医学便血、腹痛等范畴。结合现代医学，本病表现为胃肠内的结块，固定不移，病属有形，故归属于肠瘤、积聚、癥瘕等范畴。《灵枢·五变》曰："皮肤薄而不泽，肉不坚而淖泽，如此则肠胃恶，恶则邪气留止，积聚乃伤。脾胃之间，寒温不次，邪气稍至，蓄积留止，大聚乃起。"《内经》首次记载了积聚的表现与成因。《诸病源候论》卷十九曰："积聚者，由阴阳不和，脏腑虚弱，受于风邪，搏于脏腑之气所为也。"指出了积聚的病因、病机。《伤寒论》及《金匮要略》记载积聚、癥瘕的诊治较为详尽，主张扶正祛邪，重视祛邪，但祛邪不忘扶正，扶正中寓意祛邪，标本兼顾，缓图消积，创立有鳖甲煎丸、桂枝茯苓丸等著名方剂。苏师认为肠间质瘤的发生，是由于脏腑阴阳气血失调，气滞湿阻，瘀血内生，化热成毒，毒瘀互结，留于腹部肠间，久则成瘤、固定不移。治疗时注重健脾益肾、活血化瘀、行气散结、消积止痛，从而达到调和气血阴阳的目的，使患者临床症状得以缓解，术后复发率减低，生活质量得以提高，寿命得以延长。

案例：孟某某，男，69 岁，2019 年 2 月 17 日初诊。确诊肠间质瘤 1 年，服用格列卫，原有便秘，服用格列卫期间则腹泻，髋关节疼痛，右下肢疼痛，活动受限，纳眠可。舌淡红、苔薄白，脉弦滑。中医诊断：积聚；西医诊断：肠间质瘤。中医辨证：脾肾阳虚，气滞血瘀。处方：太子参15 g、生山药15 g、炒白术15 g、川牛膝30 g、生黄芪30 g、补骨脂12 g、鹿角霜10 g、砂仁10 g、益智仁15 g、香附12 g、炒苍术15 g、郁金15 g、合欢皮20 g、石见穿15 g、炒枣仁20 g、生龙骨20 g、乌梢蛇6 g、炒杜仲20 g、制附片15 g。14剂。

二诊：2019年3月3日。格列卫暂停，药后无腹泻，仍有右髋关节疼痛、右下肢疼痛。处方：上方去制附片、生龙骨、益智仁，加瓜蒌30 g、首乌藤15 g、海风藤15 g、乌梢蛇增为8 g。14剂。

三诊：2019年3月17日。药后腹泻止，右髋关节、右下肢疼痛稍减，但仍不敢活动，大便不干，时有胸闷。舌脉同前。处方：法半夏10 g、瓜蒌15 g、薤白12 g、川牛膝30 g、炒杜仲20 g、乌梢蛇8 g、首乌藤15 g、海风藤15 g、砂仁12 g、木香10 g、生白术30 g、炒枳实15 g、太子参15 g、肉苁蓉30 g、忍冬藤15 g、川芎12 g、胆南星8 g。14剂。

四诊：2019年4月14日。药后无腹泻，胸闷不明显，髋关节痛、腿痛减轻。处方：上方去川芎、胆南星、忍冬藤，加生山药15 g、桑枝15 g。14剂。

五诊：2019年4月27日。查腹部CT：右下腹肠间质瘤7.3 cm×7.8 cm。药后无腹泻，髋关节疼痛及右下肢疼痛均进一步减轻，余症同前。处方：法半夏10 g、石见穿15 g、全蝎3 g、乌梢蛇6 g、蜈蚣1条、炒白术15 g、生山药15 g、穿破石15 g、蛇莓12 g、川牛膝20 g、茯苓30 g、泽泻20 g、砂仁12 g、厚朴12 g、川芎12 g、地龙12 g。14剂。

六诊：2019年5月11日。药后无腹泻，髋关节及腿痛好转后可活动，活动后腹部间质瘤处稍疼痛，余症同前。处方：上方去穿破石、川芎、茯苓、泽泻，加莪术10 g、延胡索15 g、高良姜12 g、蒲公英15 g。14剂。

按语：肾为先天之本，脾为后天之本。本案患者就诊时以腹泻及髋关节、右下肢疼痛，难以活动为主要表现，舌淡红，苔薄白，虑其脾肾亏虚为本。故治疗时从先、后天之根本入手，予太子参、生山药、炒白术、川牛膝、生黄芪、补骨脂、鹿角霜、炒杜仲、制附片、益智仁等大量温补脾肾之品，大补元气；以香附、郁金理气疏肝，使其补而不滞；以炒苍术、砂仁燥湿运脾；以合欢皮、炒枣仁宁心安神；以石见穿、生龙骨、乌梢蛇消癥散结。二诊时，无腹泻，稍减补益之力，仍髋关节及右下肢疼痛增瓜蒌、首乌藤、海风藤等化痰散结、通络止痛。三诊时，患者新增胸闷不适，以瓜蒌薤白半夏汤加味以祛痰宽胸，通阳散结。四诊，胸闷不显，仍关节疼痛，巩固疗效，守法稍调。五诊患者仍苦于髋关节及右下肢疼痛，无腹泻、胸闷，复查肠间质瘤仍较大，故转以活血化瘀、祛风除湿、通络止痛、消癥散结等法驱邪为主，选全蝎、乌梢蛇、蜈蚣、石见穿、穿破石、蛇莓、地龙、川芎等虫类药及常用抗癌药，力大而专，辅以白术、山药、牛膝等健脾益肾，以砂仁、厚朴燥湿运脾，以茯苓、泽泻利水渗湿。六诊时关节疼痛及下肢疼痛明显好转，可活动，但活动后肠间质瘤处疼痛，故守法，增莪术、延胡索等行气止痛，增高良姜—蒲公英辛开苦降，调节胃肠功能。用药近三个月，患者临床症状得以改善，生活质量有所提高。

八、从脾胃治疗抑郁症案

中医学无"抑郁症"之病名，根据其临床特点，将其归为"五郁""六郁""百合病""脏燥"范畴。目前大众认为，郁证的基本病机是由于气机郁滞从而导致肝失疏泄、脾失健运、心失所养、脏腑阴阳气血失调；其病因主要是七情所伤，情志不遂，或郁怒伤肝，导致肝气郁结而为病，病位多在于肝，多与心、脾、肾、肺相关。《灵枢·本神》曰："脾愁忧而不解则伤意，意伤则悗乱。"《类经·卷十五》解释："脾主中气，中气受抑……郁而为忧"，明代《推求师意·郁病》中云："郁病多在中焦"。故苏师诊治抑郁症，多从脾胃入手，认为中焦脾胃与抑郁症的发生关系最为密切：脾胃纳运，为气血化生之源；脾升胃降，为气机升降的枢纽，两大生理功能，对机体的精神、情志活动有重要的影响，日久不复可发展成为抑郁症。

案例：杨某某，男，43岁，2016年10月20日初诊。因"食后欲呕、恶心3年"就诊。3个月前，外院诊为抑郁症，服用奥氮平，刚吃药1个月时，食欲好转，之后病症如前，遂停用。曾服用中药3个月，无明显效果。证见：食后欲吐，恶心，进食量很少，时头晕，睡眠易醒，怕热，大便稀溏，黏滞，小便可。舌红、苔白腻，脉沉细。中医辨证：脾胃虚弱，肝经郁热，心神不宁。处方：太子参15 g、炒白术15 g、白扁豆12 g、法半夏10 g、厚朴12 g、砂仁12 g、生白术30 g、炒枳实15 g、炮姜12 g、茵陈15 g、八月札15 g、青蒿12 g、炒栀子12 g、合欢皮20 g、酸枣仁30 g、茯神30 g。7剂。自行抄方再服7剂。

二诊：2016年11月3日。药后3天，食欲好转，食量即正常，自觉近十年未曾像当前这么好，现偶因看见酸性食物稍恶心，大便仍稀溏。处方：太子参15 g、炒白术15 g、炒枳实15 g、法半夏10 g、厚朴12 g、砂仁12 g、白扁豆12 g、肉豆蔻12 g、炒麦芽30 g、炮姜12 g、生山药15 g、八月札15 g、茵陈15 g、合欢皮20 g、炒枣仁30 g、木香10 g。7剂。药后患者未再就诊，2个月后随访，患者诉无恶心，食欲正常，大便偶有偏稀，建议以醋泡姜健脾保健。

按语：本案患者以恶心、食后欲呕为主要表现，此为消化道常见症状，但中西医治疗多次，顽固难愈。明·周之干《慎斋遗书》曰："诸病不愈，必寻到脾胃之中，方无一失。何以言之？脾胃一伤，四脏皆无生气，故疾病日多矣。万物从土而生，亦从土而归。"可见对于病久不愈者，须从中焦脾胃治疗。故治疗时，苏师以太子参、生炒白术、白扁豆、山药、炮姜、肉豆蔻温中健脾，以半夏、厚朴、砂仁、枳实燥湿行气运脾，以复脾胃气机之升降；健脾不忘调肝，同时以麦芽、茵陈、栀子、八月札、合欢皮、青蒿等理肝气、舒肝郁、清肝经郁热；以茯神、枣仁、合欢皮等宁心安神。服药10余剂，困扰患者三年的恶心欲呕痊愈，仅大便偶有偏稀，仍虑其脾胃虚弱之本，故以醋泡姜代汤药温养中焦善后。

第四节　心系病证医案

一、疏肝和胃降气治疗胃心痛

胃心痛乃胃受邪，胃气上逆于心而引起的心痛。其病在心，由胃的病变引起。其症状可见胃痛呈一种憋闷、胃胀的感觉，有时伴有钝痛及剧痛，恶心欲吐，食后加重，嗳气吞酸，舌淡或晦暗，脉沉细小滑或沉迟。或胃中隐痛，腹胀纳呆，进一步引起心前区疼痛，伴出冷汗，持续半小时以上，舌红少津，脉细数无力。以上均伴有心电图的改变，相当于冠心病、心绞痛兼有胃的症候。辨治胃心痛，重点在于治胃，而不限于治心。应详辨胃之寒热虚实，根据辨证求因、审因论治的原则，治胃以宁心，这也是治病求本之道。

案例：李某某，女，64岁，2016年1月27日初诊。胸闷，胸痛，走路50米即胸痛，动则发病二年余，饮食不慎则胃痛，大便常，睡眠入睡困难，舌红、苔薄，脉沉细。平时易生气，胃胀，两胁胀，属胃心痛病。胃心痛，从肝论治。辨证：肝木克土，胃气不降，上逆犯心。治则：疏肝和胃降气，通阳泄浊。一诊处方：八月札 15 g，茵陈 15 g，瓜蒌 15 g，薤白 15 g，生黄芪 20 g，法半夏 10 g，厚朴 12 g，砂仁 12 g，木香 12 g，香附 12 g，生白术 15 g，炒枳实 15 g，合欢皮 20 g，炒枣仁 20 g，茯神 30 g，陈皮 12 g。

二诊：2016 年 2 月 3 日。药后仍胸痛，动后甚，胃胀，两胁胀减。二诊处方：法半夏 10 g，厚朴 12 g，砂仁 12 g，木香 12 g，生白术 15 g，炒枳实 15 g，陈皮 12 g，炒莱菔子 12 g，八月札 15 g，茵陈 15 g，佛手 12 g，合欢皮 20 g，炒枣仁 30 g，天花粉 30 g，川牛膝 20 g，柏子仁 12 g。

三诊：2016 年 2 月 25 日。药后走路胸痛好转，今日因老伴住院着急，复出现行走胸前区憋闷、疼痛，晚上咽部发憋，睡眠不好，大便干，起夜多，白天尿频，尿少，舌红、苔薄黄，脉沉细。处方：瓜蒌 30 g，薤白 15 g，法半夏 10 g，桂枝 12 g，厚朴 12 g，砂仁 12 g，木香 12 g，生白术 30 g，炒枳实 15 g，虎杖 15 g，八月札 15 g，香附 12 g，合欢皮 20 g，炒枣仁 30 g，泽泻 15 g，山萸肉 12 g。

按语：患者胸闷、胸痛，动则发病，属胸痹心痛病无疑。饮食不慎则胃痛，生气则胃胀，据患者病史、症状、发病因素考虑，患者属胃心痛病，胃痛实乃肝气犯胃加之自身脾胃虚弱引起，故治疗过程中还需考虑肝气的因素。故处方中以八月札、茵陈疏肝理气，瓜蒌、薤白、半夏辛开苦降、通阳泄浊，辅以黄芪大补元气，助心行血，胃气以通降为顺，故用厚朴、砂仁、木香、香附和胃降气，兼能疏肝，白术、枳实健脾祛湿、降气通腑，以合欢皮、酸枣仁、茯神解郁养心安神。二诊中，胃胀、两胁胀痛减，故着重调脾胃，以治心痛。经多次治疗后，胸痛好转。故在治疗心痛的过程中，不能仅看到心脏这一脏的病变，而使用大量活血化瘀药物，反而造成心气的亏损。本案另辟蹊径，从胃来论治心痛，在治疗心脏的同时兼调脾胃，收到满意的疗效，值得借鉴。

二、健脾补肾治疗脾心痛二则

心和脾经脉相连，互相络属，在功能上也密切联系，心主血，脾主气，心为火脏，脾为土脏，火能生土，心为脾之母。脾脏得到心阳的温煦，才能正常的运化水谷并输送到全身，心得到脾化生的水谷精微的滋养，方能发挥心主血的功能。心与脾在病理上互相影响，脾病可影响心，如脾胃气虚致宗气不足，心脉灌注不足，心血失于充养，心脉蜷缩可发生心痛；脾胃升降失司，清阳不升，浊阴上逆，可蒙蔽心窍而发心痛；或脾失健运，津液不行，聚湿生痰，痰瘀互结，痹阻心脉而引发心痛。另一方面，心病可传于脾，如心火盛，可传于胃，导致心胃火炽；心阳不足，不能温煦脾胃致脾胃虚寒，失于健运，心脾两虚，心血不足，心脉挛急，也可发生心痛，正如《马培之医案》中所说："中阳不足，寒气停留，升降失司，上不得入，下不得出，致成胸痹。"

案例1：李某某，女，51岁，2016年5月12日就诊。主诉心前区憋闷、气短半年余。患者自诉心前区憋闷、气短、伸腰乏力，胃胀，大便不成形，口干、睡眠可，舌红、苔薄，脉弦细。中医证型：胸阳不振，脾胃虚弱。治则：宣痹通阳，健脾和胃补肾。处方：瓜蒌15 g，薤白15 g，法半夏10 g，桂枝12 g，生黄芪20 g，炮姜12 g，生薏苡仁20 g，川牛膝30 g，炒杜仲15 g，厚朴12 g，砂仁12 g，炒白术15 g，炒枳实15 g，肉豆蔻12 g，陈皮12 g，炒麦芽15 g。7剂，水煎服。

二诊：2016年5月19日。药后胸闷、气短减轻，胃不胀，大便仍不成形，腰酸，口干，困倦感减。上方生黄芪加至30 g，炒杜仲加至30 g，加补骨脂12 g。

按语：本案患者心前区憋闷、气短，伴见大便不成形、胃胀等脾胃虚寒的症状，四诊合参，考虑为脾心痛病。治以宣痹通阳，健脾和胃补肾。方中瓜蒌、半夏清热化痰、宽胸散结，薤白宣痹通阳，桂枝温通心阳，黄芪大补心气，炮姜温中散寒以健脾，厚朴、砂仁、白术、枳实、陈皮健脾燥湿、理气和胃，杜仲、牛膝、肉豆蔻温补肝肾，生麦芽消食和胃以助运化。全方以宣痹通阳为主针对胸闷、气短之症，更辅以健脾和胃补肾，恢复脾胃升降以绝生痰之源，温补肝肾以绝亏虚之本，故胸闷之症可愈。

案例2：刘某某，男，59岁，2018年12月3日就诊。自诉近年来心前区发憋，大便不成形，黏滞，吃西药为治胃不适，脚冷，晚上脚凉、脚痛明显，舌红、苔薄，脉沉细。辨证：胸阳不振，脾肾阳虚。治则宣痹通阳，温脾暖肾。处方：瓜蒌10 g，薤白15 g，法半夏10 g，砂仁10 g，木香10 g，炒苍术15 g，炒白术15 g，生山药30 g，干姜12 g，高良姜10 g，川牛膝20 g，桂枝6 g，生黄芪30 g，补骨脂12 g，肉豆蔻12 g，小茴香12 g。

按语：根据患者临床表现，结合病史，四诊合参，考虑患者为脾心痛病。但本案的寒象比较明显，脾肾阳虚更甚，故患者大便不成形，脚凉明显。治以宣痹通阳，温脾暖肾。方中仍用瓜蒌、半夏清热化痰、宽胸散结，薤白宣痹通阳，桂枝温通心阳，黄芪大补心气，更是干姜、高良姜二姜并用，增强温脾肾、散寒凝之力，炒苍术、炒白术二术并用，增强燥湿健脾止泻之力，补骨脂、小茴香并用以补肝肾、散下焦寒气，砂仁、木香调中焦之升降。升降复，则心火可下降以暖肝肾之寒，肾阳可上升以宣心阳之痹，故胸痹可愈。

三、清肝熄风、暖肝散寒治疗肝心痛二则

肝心痛病名首见于《灵枢》，在《灵枢·厥病》中指出："厥心痛，色苍苍如死状，终日不得太息，肝心痛也。"情志内郁或心情急躁，劳伤虚损，六淫邪气内侵，导致气血逆乱，肝的功能失调，筋脉失于濡养，心脉挛急，引起的心痛，称为肝心痛。其证见胸闷，胁肋胀满、疼痛，心悸，气短，烦躁易怒，善太息，脉沉滑或弦滑，舌质暗、有瘀斑，甚者胸闷压榨疼痛，有窒息感，并向胁下、后背、肩胛部放射，面色苍白，汗出如珠，烦躁惊恐等。相当于冠心病心绞痛伴有肝经的症状。

案例1：姜某某，男，58岁，汉族，已婚，干部，北京通州人，主因发作性胸闷疼痛5年，于2013年11月12日初诊。患者五年前诊断为冠心病，经常因心情不舒而诱发胸前区憋闷、疼痛，伴头晕、头痛，左半身麻木，大便干燥，睡眠不宁，平时有痰，舌质红，苔稍黄，脉弦数。心电图示ST段下移，T波低平，血压170/110 mmHg，西医诊断：冠心病心绞痛，高血压病；中医诊断：肝心痛。辨证：肝阳上亢，肝肾阴虚，虚风内动。治以平肝潜阳，凉肝熄风而止痛。方用天麻钩藤饮加减：天麻12 g，钩藤15 g，僵蚕12 g，石决明30 g，珍珠母30 g，栀子6 g，天竺黄10 g，益母草9 g，瓜蒌30 g，薤白12 g，法半夏10 g，生白术30 g，牛膝10 g，茯神10 g，地龙12 g，7剂，水煎服，药后胸痛发作次数减少，左半身麻木消失，血压150/100 mmHg，上方去珍珠母，加石菖蒲15 g，14剂，药后心痛缓解，血压降至140/90 mmHg，继以上法调理，一个月后，血压正常，自觉症状消失，心电图也恢复正常。

按语：本案患者素有高血压、冠心病史，遇情绪变化而引发心绞痛，根据病史和诱发因素、症状特点，考虑为肝心痛。治以平肝潜阳，凉肝熄风而止痛。以天麻、钩藤、石决明、珍珠母平肝潜阳熄风；地龙、僵蚕、天竺黄、瓜蒌、半夏清化痰热；栀子、茯神清心安神；益母草、牛膝利水引血下行；薤白宽胸散结。诸药重在审因论治，平肝潜阳熄风，清心安神，使肝风内熄，肝阳下潜则心神安定，心痛之症随之而消失。

案例 2：薛某某，男，61 岁，汉族，已婚，退休干部，北京通州人，主因发作性胸痛 3 年，于 2007 年 11 月 20 初诊。患者 3 年前因胸痛而住院，经检查诊断为急性心肌梗死，经抢救治疗，恢复月余缓解出院。以后每逢天气变冷或情志不畅即出现发作性胸痛，近因接近冬季，气候转冷，来诊前 1 日出现胸闷、憋气，胸痛掣背，手脚发凉伴左下肢拘急疼痛，舌质暗淡，苔白，脉沉细。西医诊断：冠心病心绞痛发作；中医诊断：寒凝血脉，心脉不通。系因天气转冷，寒邪侵犯肝经，母病及子，影响于心而致心脉瘀阻。治以暖肝散寒，温通心阳止痛。方用当归四逆汤加减：当归 15 g，薤白 10 g，桂枝 9 g，炙甘草 10 g，白芍 12 g，细辛 3 g，通草 12 g，吴茱萸 6 g，生姜 2 片，大枣 3 枚。上药服用 7 剂，胸痛发作次数减少，疼痛减轻，上方加檀香 9 g，降香 12 g，龙骨 20 g，继用 14 剂，药后胸痛已不明显，四肢转温，继以上法加入黄芪 15 g，丹参 15 g，继服 30 余剂，诸症消失，心电图示：T 波已恢复，一年后随访未见复发。

按语：本案心痛因感受寒邪而诱发，胸闷痛伴有肢体拘挛疼痛，属于肝经、心经同时受寒邪侵袭而致。故治以暖肝温通心阳，散寒止痛法。药用吴茱萸、细辛暖肝散寒；桂枝甘草汤加薤白温通心阳；当归、白芍养血活血；通草通络止痛，生姜、大枣温脾胃、助心阳，诸药温阳散寒，温通经脉以推动血液运行，暖肝温心以通血脉、安心神。故药后心痛之症得以控制。

四、温肾通阳和胃治疗肾心痛

"肾心痛"始见于《内经·灵枢·厥病》篇，提出："厥心痛，与背相控，善瘈，如从后触其心，伛偻者，肾心病也。"因肾的阴阳虚损，致心失于濡养和温煦，心脉痹阻引起的心痛，称为"肾心痛"。其病位在心，病本在肾。证见心痛彻背，背痛彻心，胸背拘急，畏寒肢冷，腰膝酸软，伛偻不伸，足跗浮肿；或面色苍白、惊恐不安、冷汗自出等，舌体胖，质淡，或紫暗、有瘀点，苔白滑润；脉沉涩、细弱或结代，或头晕耳鸣、咽干、腰酸、五心烦热、夜热盗汗，舌红苔少，或有裂纹，脉沉细小数，或虚大无力。肾心痛相当于冠心病心绞痛的部分临床表现兼有肾经证候。

案例：崔某某，男，44 岁，2016 年 3 月 17 日就诊，主诉胸闷、心慌、乏力 2 年。患者 2 年前无明显诱因出现阵发性心慌、胸闷、乏力，大便尚可，腰酸，胃胀，血压高，口服降压药，手脚凉，肩膀麻木，睡眠不实，舌红苔薄，脉沉细。辨证：肾虚胸阳不振，胃失和降。治则：补肾宣痹，通阳和胃。处方：制附片 12 g，桂枝 12 g，桑枝 30 g，川牛膝 30 g，炒杜仲 15 g，厚朴 12 g，砂仁 12 g，木香 12 g，桑寄生 15 g，炒柏子仁 20 g，生龙骨 20 g，生白术 30 g，炒枳实 15 g，合欢皮 20 g，炒酸枣仁 30 g，桃仁 12 g。7 剂，水煎服。

按语：肾阳为一身阳气之根本，肾阳不足，则心阳亦不足。患者手脚凉、腰酸、脉沉细皆为肾阳不足的表现，胸阳不振则胸闷、心慌，胃失和降则胃胀不适，故治疗以温肾阳，补心阳，和降胃气为主。附子、桂枝相伍，一温肾阳，一通心阳，温通结合，心肾同治。牛膝、杜仲、桑寄生补肝肾，填精髓；厚朴、砂仁、木香和降胃气，健脾祛湿；合欢皮、酸枣仁解郁养心安神；桃仁活血化瘀，通络止痛。从本案可以看出，心肾阳气一体，肾阳虚损亦可影响心阳，故在临床中要充分认识心肾关系，方能辨证精准。

五、补肺化痰、清肺和中、益气宣肺调脾治疗肺心痛三则

肺与心经脉相连，功能上相互依赖，互相影响。心主血，"诸血者，皆属于心"，肺主气，"诸气者，皆属于肺"。肺朝会百脉，将气血灌注全身，心主气，推动血液运行，二者在血液运行方面起着协同的作用。肺通过呼吸、宣发肃降、朝会百脉的作用，发挥促进心行血的作用，故有气为血之帅的说法，另一方面，血液的正常运行才能保证肺呼吸、主气的功能，也就是常说的血为气之母。心血与肺气相互依存，互相作用，功能上形成紧密的联系。肺对血液运行的作用，主要靠的是宗气，"宗气亦即胸中之大气"。宗气源于脾胃化生的水谷精微之气与肺吸纳的呼吸之气，具有贯通心脉和主呼吸的功能，维系了心主血脉和肺主呼吸的双重作用。肺行血的作用就是通过宗气的作用来完成的。肺与心生理上气血相依，病理上也互相影响，肺病导致心脏的功能失常可引发肺心痛。肺心痛乃肺的功能障碍，导致心血运行不畅，心脉痹阻引起的心痛。其病在心，根源在于肺。其症状可见阵发性心前区疼痛，气短乏力，劳累后疼痛加重，咳喘时作，自汗，舌体胖大、舌边有瘀斑，脉细滑结代。相当于冠心病心绞痛的部分症状兼有肺的证候。

案例 1：梁某某，男，60 岁，退休职工，北京市通州人，主因阵发性胸闷，胸痛 3 个月，加重伴气短，咳嗽 1 个月，于 2015 年 4 月 20 日初诊。患者 3 个月前突发胸前区疼痛，伴胸闷气短，在当地医院诊断为冠心病，行抗凝、扩冠治疗后，病情尚平稳，1 个月前因感冒，复出现频繁胸闷痛发作，伴咳嗽，咳吐白痰，气短乏力，心烦失眠，大便干结，舌红，脉滑数。经扩

冠、抗感染治疗后症状无明显改善，求助于中医治疗。中医辨证：肺气不足，外感病邪，肺失宣降，影响于心，导致心脉不畅，心血瘀阻而出现心痛。治以补肺气，化痰通心脉祛瘀。方用瓜蒌薤白汤合生脉饮加减，药用：瓜蒌 15 g，薤白 12 g，法半夏 12 g，生黄芪 20 g，生白术 30 g，浙贝母 15 g，桑白皮 12 g，麦冬 12 g，丹参 15 g，地龙 12 g，紫苑 15 g，杏仁 10 g，生薏仁 20 g，桃仁 10 g。药后胸闷、胸痛次数减少，气短乏力，咳嗽明显减轻，痰减少，继以上方调理 20 余剂，诸症悉除。心电图、胸片也明显改善。

按语：本案患者胸痛伴气短、咳嗽，且于感冒后复发，从症状特点和病机分析看属于肺心痛范畴。故以补肺化痰、活血化瘀法治疗，药用黄芪、生白术补益肺气；浙贝母、桑白皮、全瓜蒌、薤白、地龙、紫苑、半夏、桔梗化痰宽胸散结；生薏仁、白术健脾化痰湿；杏仁、桃仁、丹参，活血化瘀。诸药补肺、健脾益气，宣肺化痰，降肺通腑泄浊，活血化瘀，使肺气得以补益，肺气宣降正常，心脉条畅，血行无阻，则心痛之症得以缓解。

案例 2：黄某某，男，68 岁，汉族，已婚，退休职工，北京市通州人，主因咳嗽，胸前区痛 20 天，于 2014 年 4 月 30 日初诊。患者于来诊 20 天前感冒后出现发热、咳嗽、咳痰等症状，伴心前区疼痛，遂来我院住院治疗，既往患高血压 10 余年，3 年前曾经置入心脏支架，本次因感冒后心前区疼痛复发，入院后检查示肺部感染、冠心病心绞痛，经治疗后发热、咳嗽均缓解，仍心前区疼痛，求助中医治疗，证见：面色晦暗，干咳，腹胀，胸闷不舒，胸前区疼痛时有发作，气短，寐安，大便干燥，3～4 天一次，口唇紫暗，舌体胖，舌质暗滞，苔薄，脉沉弦。中医辨证：邪热蕴肺，心脉瘀阻。治以清肺热，宣肺止咳，和中通心脉。处方：太子参 12 g，生石膏 20 g（先），百合 12 g，紫苑 12 g，瓜蒌 30 g，桔梗 10 g，郁金 12 g，浙贝母 10 g，清半夏 10 g，生谷、麦芽各 30 g，砂仁 12 g，炒神曲 12 g，丹参 15 g，炒苏子 12 g，炒枳壳 12 g，炙甘草 4 g，竹沥汁 30 mL 为引。7 剂，水煎服。药后心前区疼痛缓解，干咳减轻，胸闷、气短亦见缓解，食后腹胀也有减轻，继以上方减生石膏、杷叶，加婆罗子 12 g、炒杏仁 12 g、大腹皮 12 g，14 剂，水煎服。药后心前区疼痛未见发作，胸闷、气短也已缓解，干咳消失，仍大便不畅，上方加火麻仁 20 g，14 剂，水煎服。药后大便通畅，诸症已不明显，继以上方巩固。

按语：本案患者有冠心病史两年，本次因感冒后复发，证见干咳伴胸前区憋闷、疼痛，辨证属于肺心痛。治以益气养阴，宣肺化痰止咳，调脾胃升降。以太子参、麦冬益气养阴；生石膏、杷叶清肺热；紫苑、川贝、桔梗、炒苏子、郁金、瓜蒌宣肺降气化痰；茵陈清肺、肝之热；竹沥汁化痰降浊；清半夏、生谷麦芽、炒神曲、炒枳壳、砂仁、炙甘草和胃降逆，健脾消食助运以除生痰之源。诸药以清肺热、降逆化痰为主，辅之调理脾胃升降以绝生痰之源，并清肝热以平升发太过，助肺肃降之职，方中没有专治心痛之药，但根据辨证求因、审因论治原则，主治肺、脾胃，以复升降之职，药后咳嗽平、痰湿祛，则胸闷、心痛之症随之而解。

六、疏肝利胆通络治疗胆心痛

胆的功能失调影响心所致的心痛称为胆心痛。此病虽在心，实则由胆所引起。胆气郁阻，影响于心致心脉痹阻，发为胆心痛。胆心痛临床除见心痛症状外，还可伴见胆经的症状，心痛彻背，背痛彻心，胸背拘急，或胸胁痛，痛引肩背，色苍白，惊恐不安，冷汗自出，或耳鸣头晕、五心烦热，舌质红，苔薄黄，脉弦数。胆心痛相当于冠心病心绞痛的部分症状兼有胆经证候。

案例：张某某，男，50 岁，汉族，已婚，北京市人，主因发作性胸胁部疼痛半年，于 2008 年 4 月初诊。患者平素性情急躁，工作紧张，常遇事不遂而发火，半年前因情绪波动而诱发胸胁部疼痛，经中西药治疗而愈。两天前复因工作事不随心，出现胸胁部疼痛，胸前区憋闷，善太息，心悸烦乱，急躁易怒，头晕恶心，睡眠不安，舌红，苔薄白，脉弦结代。经医院检查诊断：冠心病心绞痛，频发房性期前收缩。中医辨证：情志内伤，肝胆气郁，疏泄失常，心脉瘀阻而发心痛，属于胆心痛。治以疏肝利胆，通络止痛。药用：柴胡 12 g，白芍 10 g，炒枳壳 10 g，陈皮 10 g，半夏 6 g，香附 12 g，旋覆花 12 g（包），醋元胡 12 g，郁金 12 g，茯神 10 g，川楝子 12 g，夜交藤 12 g，7 剂。

二诊：药后胸胁疼减，头晕、恶心症消，睡眠改善，但着急、活动后仍胸胁疼痛发作，持续时间缩短。上方去陈皮、半夏加川芎 10 g，瓜蒌皮 15 g。继服药 7 剂，心胁疼痛消失，心电图复查也明显改善。

按语：本案患者心痛发作因情绪变化而发，疼痛主要在肝胆循行部位，且伴有善太息、急躁易怒、心烦恶心等胆经所主症状，诊断胆心痛无疑。故治以疏肝利胆，通络止痛法。药用柴胡、香附、郁金、元胡、川楝子以疏肝利胆止痛；白芍养血柔肝；半夏、陈皮、旋覆花、炒枳实和胃降逆；茯神、夜交藤安神宁心。诸药治不在心，而重在审因论治，疏肝利胆和胃，肝胆疏泄正常则心神安定，则心痛之症随之消失。心为胆之标，一些冠心病是由于胆气不能升发而造成，"治病必求其本"，故心病治胆应当成为治疗冠心病的一个重要法则。其中因肝（胆）功能失调，筋脉失于濡养，心脉挛急（冠状动脉痉挛）引起心痛（胸痹），称为胆心痛。通过辨证可分为胆火扰心、胆气虚怯、胆气郁阻、痰瘀交结型，给予温胆汤化裁加减治疗，依据治病必求其本的原则，胆心痛应成为胸痹中的一个类型，通过本节对胆心痛证治的总结，希望对临床心痛的治疗有启发思路的意义。

七、温脾祛湿补肾疗心悸

心悸指患者自觉心中悸动、惊惕不安，甚则不能自主的一种病证，临床一般呈发作性，每因情志波动或过度劳累而发作，且常伴胸闷、气短、失眠、健忘、眩晕、耳鸣等症。心悸的成因多见于体质虚弱、饮食劳倦、七情所伤、感受外邪及药食不当等，病机多为气血阴阳亏虚、心失所养，或邪扰心神、心神不宁，其病位主要在心，而与肝、脾、肾、肺四脏关系密切。

案例：兰某某，男，40岁，2016年2月17日就诊。主诉：心慌、出汗3年。患者自诉3年来心慌、出汗，大便稀不成形，胃胀满不舒，泛酸，腰酸，睡眠尚可，多梦，舌红苔腻，脉沉细。辨证：脾胃虚弱，湿盛，影响于肾，肾虚，影响心神。治则：健脾祛湿，补肾，养心安神。药用：法半夏10 g，厚朴12 g，砂仁12 g，炒白术15 g，陈皮12 g，生薏苡仁30 g，生山药15 g，肉豆蔻12 g，炒柏子仁20 g，紫石英20 g，珍珠母30 g，生龙骨20 g，川牛膝20 g，炒杜仲15 g，黄芩12 g，瓦楞子20 g。7剂，水煎服。

二诊：2016年2月25日。药后心慌减，发作次数减少，仍出汗，大便不成形，胃胀减，腰酸，咽干有黄痰，上方去珍珠母、生龙骨，加炮姜12 g、煅牡蛎20 g、鱼腥草30 g。

按语：患者心慌、汗出是其主要症状，但患者伴有明显的大便不成形、胃胀、泛酸等脾胃的症状，所以在治疗过程中，不能仅仅治疗心悸这病症，还要治疗患者的脾胃症状。故方中用了大量健脾益气、化痰祛湿的药物，如法半夏、厚朴、砂仁、炒白术、陈皮等，另以生山药、肉豆蔻、川牛膝、炒杜仲补肾填精固脱，柏子仁养心安神定悸，生龙骨、珍珠母重镇安神定悸，黄芩清热祛湿，瓦楞子抑酸止痛。二诊时患者心悸减，仍有汗出，故加煅牡蛎以养阴敛汗。纵观全方，虽治心悸，但调脾胃仍是本方重点。故在治疗心悸时，不能单纯地针对心悸的症状，还要治疗心悸的原发病。追根溯源，本病患者心悸主要是由于脾胃虚弱，气血不足所致，故复脾胃运化，则心悸自愈。

八、清利中焦湿热疗不寐

不寐是以经常不能获得正常睡眠为特征的一类病症，主要表现为睡眠时间、深度不足，轻者入睡困难，或寐而不酣，时寐时醒，或醒后不能再寐，重则彻夜不寐，常影响人们正常工作、生活、学习和健康。不寐的病因不外乎饮食不节、情志失常、劳倦、思虑过度等，病机多为阳盛阴衰，阴阳失交。一为阴虚不能纳阳，一为阳盛不得入于阴。从此入手，更兼调脏腑，往往能收到满意的疗效。

案例：李某某，男65岁，2016年3月10日就诊。主诉：不寐40年，加重1年。自诉年轻时即失眠，入睡困难，40年来睡眠不好，每天睡眠3、4个小时，近一年加重，伴头晕、呵欠，有时胃胀，大便黏滞不畅，舌红、苔黄腻、边有齿痕，脉沉细。辨证：湿热蕴结中焦，心神扰动；治则：清利中焦湿热，安神。处方：法半夏10 g，厚朴12 g，砂仁12 g，木香12 g，生白术30 g，炒枳实15 g，虎杖15 g，黄连8 g，合欢皮30 g，炒枣仁60 g，茯神30 g，生龙齿20 g，茯苓30 g，陈皮12 g，珍珠母30 g，土茯苓30 g。7剂，水煎服。

按语：患者失眠40余年，遍服各类补肾安神药而不见显效，此属顽固性失眠。若治疗过程仍按常规思路，必不见效。细审患者，头晕、呵欠，乃痰浊上蒙清窍、清阳不升之证，胃胀、大便黏滞不畅，舌红、苔黄腻、边有齿痕是为脾虚之象。脾胃虚弱，升降失调，痰浊水湿不化，郁而化热，上犯清窍，扰动心神，乃为本病的病机，故治以清利中焦湿热，安神。方中以半夏、厚朴、砂仁、木香等健脾和胃、理气燥湿，虎杖、黄连清热利湿，土茯苓利水渗湿，酸枣仁、茯神养心安神，珍珠母、生龙骨重镇安神。《内经》云，胃不和则卧不安，全方以清利中焦湿热，调中焦脾胃为主，安神为辅，虽治失眠，但从脾胃入手，不失为治疗的一种思路。

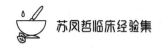
第五节 肝胆病证医案

一、平肝、调清脾胃湿热治疗头痛

头痛是临床常见的自觉症状，可单独出现，亦可见于多种疾病过程中。头为"诸阳之会""清阳之府"，又为髓海之所在，居人体最高位，若六淫上犯清空，阻遏清阳，或痰浊、瘀血痹阻经络，壅遏经气，或肝阴不足，肝阳上亢，或气虚清阳不升，或血虚、肾精不足等，均可导致头痛的发生。若头痛伴有急躁易怒、口干、口苦，多为肝阳上亢之象，治疗过程中在平肝潜阳的同时，还需辨清兼夹痰、湿、瘀血诸证，方能速效。

案例：田某某，女，54 岁，2016 年 6 月 30 日来诊。自诉头部疼痛、胀闷，容易急躁，反酸、烧心，大便不成形，排便黏滞不畅，睡眠差，舌红苔薄，脉弦细。既往高血压病史。中医辨证：肝阳上亢，脾虚湿滞证。处方：川芎 12 g，白芷 12 g，珍珠母 30 g，天麻 20 g，茵陈 15 g，八月札 15 g，炒栀子 12 g，炮姜 12 g，合欢皮 20 g，炒枣仁 30 g，茯神 30 g，法半夏 10 g，厚朴 12 g，砂仁 12 g，生山药 20 g，炒枳实 15 g，7 剂，水煎服。

二诊：一周内头痛仅发作一次，耳鸣，大便已成形，排便较前通畅，仍有反酸、烧心，睡眠尚可，舌红苔薄，脉弦细。宗上方平肝潜阳、健脾祛湿安神之法，上方去炒栀子、生山药，加川牛膝 30 g、生磁石 30 g，再进7 剂。

三诊：头痛、耳鸣均未发作，反酸、烧心仍发，故上方去茵陈、生磁石，加黄芩 10 g、瓦楞子 20 g、生龙骨 20 g 以清热抑酸。继续服药 7 剂，调理后痊愈。

按语：患者头痛多年，血压偏高，急躁易怒，乃肝火上炎、肝阳上亢之象。反酸、烧心等胃食管反流症状实系肝火犯胃、肝胃郁热所致，大便不成形、排便黏滞不畅为脾失健运、湿邪内停、大肠传导失司的表现。故本病病位在肝，涉及脾胃，辨证为肝阳上亢、脾虚湿滞之证。方中川芎、白芷祛风活血止痛，珍珠母、天麻平肝潜阳，茵陈、八月札、炒栀子解肝郁、清肝热，合欢皮、炒枣仁、茯神疏肝解郁安神。脾虚乃患者大便不成形之根本，脾虚则湿浊内生，致大便不畅，故以半夏、厚朴、枳实、砂仁等辛温之品理气燥湿，辅以山药补脾胃之根本，标本兼治。初诊以平肝潜阳、活血止痛为主，二诊患者出现耳鸣，乃肝肾阴虚之象，故加牛膝、生磁石以补肝肾之阴，三诊反酸、烧心症状明显，酌加清热抑酸之品，症状乃消。脾胃居中州，为升清降浊之枢纽，肝阳上亢之头痛乃升降失调所致，故在平肝潜阳、活血止痛之时，必须兼调脾胃之升降，脾胃升降复常，上亢之肝阳自能复归原位，头痛自消。

二、补肾清肝胆、补肝肾温脾胃治疗眩晕二则

眩是指眼花或眼前发黑，晕指头晕甚或感觉自身或外界景物旋转。眩晕一证最早见于《内经》，称之为眩冒，汉代张仲景认为，痰饮是眩晕的重要致病因素，而朱丹溪则提出"无痰不作眩"的论断，张景岳则认为"眩晕一证，虚者居其八九，而兼痰兼火者，不过十中一二耳"，强调指出"无虚不作眩"。笔者认为肾虚是眩晕发病的重要内在因素，痰湿、湿热则是致病的诱因。

案例1：洪某某，男，41岁，2016年3月17日来诊。自诉近一年来头晕、耳鸣、口苦、乏力，大便黏滞不爽，腰酸，眼睛红赤，血压不高，睡眠可，舌红、苔薄黄腻，脉弦细。中医辨证：肝胆湿热兼有肾虚，治以清利肝胆佐以补肾，处方：茵陈15 g，青蒿12 g，黄芩12 g，法半夏10 g，厚朴12 g，砂仁12 g，菊花12 g，木香12 g，生白术30 g，炒枳实15 g，虎杖15 g，太子参15 g，川牛膝30 g，炒杜仲15 g，泽泻15 g，茯苓30 g，7剂，水煎服。药后患者神清气爽，眩晕、耳鸣均减，调理数次痊愈。

按语：眩晕一证，虚实皆可见，其病在清窍，责之肝、脾、肾三脏功能失调，风、火、痰、瘀等扰乱清空。肝阳上亢、髓海不足、气血亏虚是本病发生的常见原因。但痰湿所致的眩晕也不少见，《医学心悟》的半夏白术天麻汤即使此类。本例患者，以头晕、口干口苦、眼睛红赤为主要症状，这是肝胆湿热上蒸、上蒙清窍的表现，肾虚髓海不足则伴见耳鸣、腰酸，湿浊内阻胃肠则大便黏滞不爽。方中茵陈、青蒿取茵陈蒿汤之义，乃清利肝胆湿热之主药，黄芩、半夏辛开苦降，调理中焦气机，厚朴、砂仁、木香苦温芳香、理气燥湿、化浊醒脾，白术、枳实健脾燥湿，通利肠腑，泽泻、茯苓利水渗湿，清泻里热，共除肝胆脾胃之湿热。少加太子参益气健脾，杜仲、牛膝补益肝肾，腰酸、耳鸣、乏力之症可除。

案例2：王某某，女，29岁，2016年3月16日就诊。主诉头晕1年。自诉产后1年半，近1年出现头晕，因饮食不慎、睡眠不好、感冒、生气、

访友等因素，近日眩晕、嗳酸、稀便、腹胀，急躁易怒，睡眠不实，心悸，舌红、苔薄，脉沉细。辨证：肝肾亏虚，脾胃虚寒，心神不宁。治以补肝肾、温脾胃、疏肝宁心。处方：太子参12 g，女贞子15 g，枸杞子12 g，补骨脂12 g，川牛膝15 g，炒杜仲15 g，炮姜12 g，肉豆蔻12 g，生山药15 g，厚朴12 g，砂仁12 g，川芎12 g，珍珠母30 g，八月札15 g，紫石英20 g，茵陈30 g，合欢皮20 g，炒枣仁30 g，炒柏子仁20 g，茯神30 g。7剂，水煎服。

按语： 本案患者体质偏虚弱，生产又造成气血、肝肾亏损，加之饮食起居失于调摄，脾胃受伤，情绪抑郁不畅，肝郁气滞，诸多因素造成本案的眩晕之证。故患者肝肾阴虚为本，脾胃虚寒为标，兼有心神不宁是本病的病机所在。故药用太子参、女贞子、枸杞子、补骨脂滋养肝肾，益精填髓，川牛膝、炒杜仲补肾益精，肉豆蔻、紫石英温肾助阳，涩精止泻，炮姜温脾胃散寒气，山药润肺健脾补肾，四药合用，脾肾同治，治疗脾肾虚寒之泻泄，厚朴、砂仁理气和中，健脾醒脾祛湿，川芎活血化瘀、行气止痛，茵陈、合欢皮疏肝解郁安神，枣仁、柏子仁、茯神养心安神。全方滋补肝肾，填精益髓，温脾散寒，疏肝理气、养心安神，即补肝肾之亏，又温脾胃之寒，养不安之神，针对病机、病因、病位，立法严谨，故患者眩晕可愈。

三、清肝健脾、疏肝化痰治疗瘿病二则

瘿病是以颈前喉结两旁结块肿大为主要临床特征的一类疾病。瘿病多与情志内伤有关，忿郁恼怒或忧愁思虑日久，使肝气失于条达，气机郁滞，则影响津液正常输布，已于聚津成痰，气滞痰阻，壅结颈前，则形成瘿病。《诸病源候论》论提到"瘿者，由忧恚结气所生""动气增患"。本病病变部位主要在肝脾，与心有关。气滞、痰凝、血瘀是本病的基本病机，笔者在治疗本病时，多从疏肝解郁、健脾化痰、活血化瘀、宁心安神等入手，取得满意的疗效。

案例1：王勇，男，59岁，2016年3月3日就诊。主诉甲亢手颤10年，服抗甲亢西药1年，后停药，靠运动调节。平时急躁易怒，手心出汗，手颤，起夜2~3次，近期口腔溃疡。辅助检查：抗甲状腺球蛋白抗体31.2，抗甲状腺微粒体抗体15.1，大便不成形，眠差易醒，舌红、苔薄，脉沉弦细。中医辨证：肝郁化火，木克脾土，心神不安，有肝风内动的表现。治则：清肝熄风，健脾宁神。处方：茵陈15 g，青蒿12 g，八月札15 g，生龙

骨 20 g，生牡蛎 20 g，山萸肉 12 g，女贞子 15 g，木蝴蝶 12 g，连翘 15 g，炒白术 15 g，炒枳实 15 g，砂仁 12 g，生山药 15 g，炮姜 8 g，合欢皮 20 g，炒酸枣仁 30 g，茯神 30 g，7 剂，水煎服。

按语：患者甲亢十余年，未规律服药，目前手指颤动明显，是典型的肝风内动的表现，急躁易怒、手心出汗乃肝郁化火之象，火热内扰心神，渐次伤阴，则睡眠不实，手心汗出，夜间起夜，乃肾精亏虚、膀胱失约之象。方中茵陈、青蒿清肝经郁火，散肝经郁热，直接针对病机，八月扎疏肝解郁，兼能清热，生龙骨、生牡蛎重镇安神、平肝潜阳熄风，山萸肉、女贞子、生山药滋补肝肾、填精益髓，木蝴蝶、连翘疏风散热解毒，治疗上焦郁热之口腔溃疡，炒白术、炒枳实通腑泻浊、健脾祛湿，炮姜温中健脾，取病"痰饮者当以温药和之"之意，合欢皮疏肝解郁安神，酸枣仁、茯神养心安神，此三药乃笔者常用的治疗失眠的药物，疏养结合。纵观本方，肝脾同调，心肝同治，共奏清肝熄风、健脾宁神之效，故患者多年手颤可愈。

案例 2：安某某，女，38 岁，2016 年 2 月 17 日就诊。主诉咽部不适 1 个月。半年来工作劳累，容易急躁、生气，后出现月经减少，乳房胀痛，生气时加重。近 1 个月来咽部不适，有痰阻感觉，胃部胀满，大便黏滞不畅，睡眠不佳，多梦。舌红苔薄，脉弦细。中医辨证：肝气郁结，影响脾胃运化，脾湿内蕴，湿化为痰，湿热内结。治则：疏肝解郁，调脾胃、化痰湿，清利湿热，安神。一诊处方：茵陈 15 g，八月札 15 g，郁金 15 g，元胡 15 g，川牛膝 30 g，生白术 15 g，炒枳实 15 g，厚朴 12 g，砂仁 12 g，生薏苡仁 30 g，黄药子 15 g，浙贝母 12 g，陈皮 12 g，牛蒡子 12 g，夏枯草 15 g，炮姜 6 g，黄芩 8 g，合欢皮 30 g。

二诊：2016 年 2 月 25 日。药后咽部痰阻感减轻，乳房胀痛、胃胀减，晨起打嗝，睡眠可，大便较通畅，黏滞感改善。上方去夏枯草、黄芩，加穿山甲 5 g、木香 12 g。

三诊：2016 年 3 月 2 日。药后咽部痰阻感明显减轻，打嗝消失，心情郁闷时仍乳房胀，大便黏滞，舌苔薄、黄腻。上方去牛蒡子、木香，加虎杖 15 g。

按语：本案是一例典型的气郁痰阻的瘿病病例。患者因工作劳累、压力大，导致肝气不畅，气机郁滞，肝郁日久化火，则急躁易怒，肝火犯胃，影响脾胃运化，则胃脘部胀满不适，大便黏滞不畅，肝火煎熬津液，聚湿成痰，气滞痰凝，壅结颈前，则颈前肿大，咽部不适，肝火内扰心神，则心神纷乱，多梦易醒，睡眠不实。方中茵陈清理肝胆湿热；八月札、郁金、元胡疏肝解郁，行气止痛；牛膝活血化瘀止痛；生白术、炒枳实、厚朴、砂仁、生薏苡仁健脾祛湿，理气消胀，复脾胃之运化，祛痰湿之内蕴；黄药子、浙贝母、夏枯草活血化瘀、消痰散结，解瘿病有形之实邪；合欢皮疏肝解郁安神，方中另加炮姜一味温药，可助脾胃之运化，可助痰凝之消散，亦可助郁结之开解。二诊更加活血化瘀之穿山甲、理气和胃之木香，其祛痰散结作用更强。三诊时大便仍黏滞，故加清热利湿之虎杖以清肠腑的湿热。全方疏肝解郁，调脾胃化痰湿，清利湿热，安神，针对病机、病因，丝丝入扣，消补兼施，主次兼顾。

四、平肝滋阴、息风通络、补肝肾祛湿治疗中风三则

中风是以猝然昏仆、不省人事、半身不遂、口眼歪斜、语言不利为主证的病症。由于本病发生突然，起病急骤，临床见症不一，变化多端而速疾，又昏仆、抽搐，与自然界"风性善行而数变"的特征相似，故古代医家取类比象命名为"中风"，又因其发病突然，又名为"卒中"。根据中风的临床表现，西医学中的急性脑血管病与本病类似，包括缺血性中风和出血性中风。本病多是在内伤积损的基础上，复因劳逸失度、情志不遂、饮酒饱食或外邪侵袭等触发，引起脏腑阴阳失调，血随气逆，肝阳暴亢，内风扰动，痰火内生，蒙蔽神窍，从而发生本病。

案例 1：曹某某，男，75 岁，2018 年 7 月 21 日就诊。患者 2018 年 6 月 16 日脑血栓，住院 10 余天，右侧身体麻木，胸闷发憋，大便正常，睡眠不好，烦躁，怕热，舌红苔薄，脉弦细。有高血压病史。辨证：风阳上扰，阴虚内热，气虚血瘀，痰浊闭阻心脉。治则：平肝潜阳，滋阴清热，补气活血通络，泄浊通痹。处方：川芎 20 g，钩藤 20 g，瓜蒌 15 g，薤白 12 g，法半夏 10 g，生黄芪 15 g，川牛膝 30 g，青蒿 15 g，鳖甲 15 g，乌梢蛇 6 g，厚朴 10 g，砂仁 12 g，生白术 15 g，炒枳实 15 g，合欢皮 20 g，炒酸枣仁 30 g。

二诊：2018 年 8 月 4 日。内热、发憋走路明显，晚上睡眠发憋，服用丹参滴丸，右侧半身麻木如前，体重半月增加 10 斤。处方：青蒿 12 g，鳖甲 15 g，川芎 20 g，钩藤 15 g，瓜蒌 15 g，薤白 12 g，法半夏 10 g，生黄芪 15 g，川牛膝 30 g，乌梢蛇 6 g，生白术 15 g，炒枳实 15 g，合欢皮 20 g，炒枣仁 30 g，钩藤 15 g，海风藤 15 g。

三诊：2018 年 8 月 18 日。房颤 10 年，右侧半身麻木，胸闷好转，晚上

多吃则不适，食欲好转，渐觉肢体力量较前增加。上方黄芪改30 g，川芎改30 g，去海风藤，加地龙12 g。

按语：中风形成虽有各种原因，但其基本病机不外阴阳失调、气血逆乱，病理性质多属本虚标实，肝肾阴虚、气血衰少为致病之本，风、火、痰、气、瘀为发病之标。本案患者，素有高血压病史，头晕、头痛常见，肝阳上亢、肝肾阴虚，阴虚生内热为本病发病之根本，气虚血瘀，则半身不遂、肢体麻木，痰浊痹阻，则心胸憋闷。故治以平肝潜阳，滋阴清热，补气活血通络，泄浊通痹。方中川芎、钩藤平肝潜阳熄风，活血化瘀；黄芪、牛膝一补气，一活血，共成活血化瘀之效；乌梢蛇祛风通络，三药合用共治偏身麻木之证；青蒿、鳖甲滋阴清热；瓜蒌、薤白、法半夏通阳泄浊，宣痹止痛；脾胃为生痰之源，脾胃强健则痰浊难生，故用厚朴、砂仁、生白术、枳实健脾燥湿，通腑祛浊；合欢皮、酸枣仁解郁养心安神。二诊顾护脾胃已初见成效，更加海风藤祛风通络。三诊患者肢体麻木、胸闷均有好转，加黄芪、川芎用量，增强补气活血的力量。全方标本兼治，动静结合，不失为治疗中风的一张良方。

案例2：曹某某，男，65岁，2019年3月30日就诊。2019年2月9日脑出血，当时昏迷，经颅碎骨术抽血100 mL，住院昏迷缓解后，行康复治疗，仍不能走路，坐轮椅求助中医治疗。就诊时证见：血压不高，时有头晕，大便正常，睡眠可，舌红、苔腻，脉弦细。辨证：肝风内动，脉络瘀阻。治则：平肝息风通络。处方：川芎20 g，钩藤30 g，法半夏10 g，川牛膝30 g，地龙12 g，僵蚕12 g，胆南星8 g，厚朴10 g，砂仁12 g，全蝎3 g，木香12 g，桃仁10 g，红花10 g，高良姜10 g，白芥子12 g，当归15 g，石菖蒲15 g，郁金15 g，虎杖15 g，枳椇子15 g。

二诊：2019年4月13日。脑CT吸收基本完全，药后眩晕好转，走路脚部麻木疼痛，血压稳定，痰减少，舌红、苔腻，脉弦细。上方去白芥子、当归，加泽兰15 g、丹参15 g。

三诊：2019年4月28日。患者走路尚可，已不坐轮椅，血压不高，反应不迟钝，少量痰，大便正常，睡眠好，仍乏力，舌红、苔腻，脉弦细。处方：川芎20 g，钩藤30 g，川牛膝30 g，地龙12 g，僵蚕12 g，胆南星8 g，砂仁12 g，全蝎5 g，补骨脂12 g，高良姜10 g，石菖蒲15 g，郁金15 g，虎杖15 g，生黄芪20 g，桃仁10 g，红花10 g，石见穿15 g。

四诊：2019年5月12日。患者步入诊室，走路基本正常，无头晕，纳

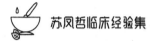

痒可，二便常，舌苔薄白，脉弦细。患者恢复非常好，继用上法化裁到五月底，患者基本康复，嘱稳定血压，禁烟酒，规律饮食，每天适量活动，以巩固疗效。

案例3：关某某，男，53岁，2019年1月20日就诊。2017年8月脑栓塞，糖尿病，目前胰岛素用量18 IU/d，尿素、肌酐均升高，大便不干，睡眠好，痰少，血压高，目前服用降压药，双下肢水肿，困倦。辨证：气虚血瘀，肝肾亏虚，水湿泛溢。治则：补气活血，补肝肾，利水去湿。处方：川芎20 g，天麻20 g，生黄芪40 g，生山药20 g，钩藤20 g，法半夏10 g，川牛膝30 g，砂仁12 g，木香12 g，补骨脂12 g，茯苓30 g，猪苓20 g，泽泻20 g，肉苁蓉30 g，太子参30 g，车前子（包）30 g。

二诊：2019年2月2日。药后下肢水肿减轻，自觉身体轻松，穿棉衣感减轻，大便不干，血糖稳定，无腹胀，睡眠可。上方生黄芪加至50 g，泽泻加至30 g，补骨脂加至15 g。

三诊：2019年2月16日。胰岛素15～16 IU/d，小腿及脚部肿胀，言语不清，咳少量痰。处方：生黄芪60 g，川牛膝30 g，炒杜仲20 g，地龙12 g，补骨脂12 g，龟板12 g，熟地黄15 g，茯苓30 g，泽泻20 g，车前子（包）30 g，水蛭5 g，太子参15 g，砂仁12 g，木香12 g，生白术15 g，炒枳实15 g。经过数次加减，黄芪最终用量120 g，患者水肿基本痊愈。

按语：清代王清任指出中风半身不遂、偏身麻木是由于"气虚血瘀"所致，立补阳还五汤治疗中风，至今仍为临床常用。其中黄芪用到了四两，不可不谓量大。本方立意亦取于此，黄芪大量用的用意一是大补元气，以恢复元气的动力，加速气血运行，气行则血行；二是补气以利水，"血不利则为水"，患者下肢水肿难消，跟患者元气不足、瘀血内停密切相关，用大剂量黄芪活血以利水，行气以利水。方中牛膝、地龙、水蛭均可活血破瘀，补骨脂、龟板、熟地黄大补肝肾之虚损，太子参助黄芪以补元气，泽泻、茯苓、车前子等利水祛湿，砂仁、木香、白术、枳实健脾和胃，顾护中焦运化。全方针对中风元气虚损的病机，大补元气，兼以活血，故患者可愈。

第六节　湿病医案

一、清利脾胃湿热治疗口疮

口疮是指口舌黏膜上出现淡黄色或灰白色小溃疡，局部"红、肿、凹、痛"，具有周期性、复发性、自限性的一种疾病，包括复发性口腔溃疡、疱疹性口炎、口腔黏膜损伤性溃疡、白塞病等。目前其发病机制尚未明确，现代医学尚无特效疗法，远期疗效不理想。中医认为本病多由饮食不节、情志失调、劳倦内伤、久病不愈所引起。苏凤哲教授认为口疮初期多为实证，但顽固性口疮因疾病迁延，病情错综复杂，多本虚标实，本为脾胃亏虚，标为寒、热、瘀、毒、湿等，尤其与湿邪关系密切。湿邪伤人归结于脾胃，湿邪又往往与热、寒、瘀、毒交织为患，胶着反复，难以痊愈。

案例：郭某某，女，30 岁，2016 年 9 月 23 日初诊。近 5 年来反复发作口腔溃疡，稍进食辛辣食物或工作压力大时或熬夜后发病，曾用抗生素、复合维生素、口腔溃疡贴、康复新液等治疗，一般需要 2 周左右愈合，发作频率为每月 1~2 次，有时此起彼伏，严重时可影响进食，长期以来因此而焦虑，害怕随时发病。诊时见口腔黏膜右侧近下唇有一红豆大小溃疡，舌面左侧有一米粒大小溃疡，疮面红赤、稍肿、灼痛，平素觉心率快，心烦闷，时气短，纳多易饥，食后又觉腹胀，眠不实、梦多，月经延迟一周，小便可，大便时干时稀、黏腻不爽，舌红、边有齿痕，苔薄黄腻，脉弦细数。既往体健，无过敏史。平素易生痤疮。诊断：顽固性口疮，中医辨证：脾胃虚弱，湿热中阻。治疗以清热除湿为主、兼运脾胃。方选甘露消毒丹加减，药用：滑石 20 g，黄芩 10 g，茵陈 12 g，浙贝母 10 g，通草 6 g，连翘 10 g，砂仁 10 g，木蝴蝶 12 g，炒栀子 10 g，厚朴 12 g，佛手 12 g，八月札 15 g，生白术 30 g，太子参 15 g，茯神 30 g，合欢皮 20 g。7 剂，配方颗粒，每日 1 剂，早晚分服。

二诊：患者诉服药 2 剂后疼痛减轻 90%，5 剂后口疮愈合，7 剂后疼痛消失，心烦减，仍梦多，气短、食后腹胀，上方去滑石、黄芩、连翘、木蝴蝶，加用茯苓 20 g，炙甘草 6 g，鸡内金 15 g，酸枣仁 30 g，丹参 20 g，7 剂，每日 1 剂，早晚分服。

三诊：患者无新发溃疡，心情愉悦，食后腹胀明显减轻，纳可，时梦多，偶觉气短，大便偏稀，舌淡红，苔薄白，脉弦细。此时为溃疡间歇期，湿热之象已退，脾胃虚弱为主要矛盾，治疗当以健运脾胃为主，以基础方加减：党参20 g，茯苓20 g，白术15 g，苍术10 g，陈皮10 g，厚朴10 g，砂仁6 g，炙甘草6 g，八月札15 g，香附10 g，酸枣仁20 g，配方颗粒，7 剂，早晚分服。患者7 剂后自行抄方再服7 剂，无特殊不适。随诊6 个月，未再发溃疡。

按语：该患者口腔溃疡反复发作多年，属于湿热内蕴型，日久化毒侵蚀口腔，加之平素失于调养、脾胃受损，导致溃疡反复。治疗当分轻重缓急，初治以清热除湿为主，方选甘露消毒丹加减。口腔溃疡发作期以热甚为著者，苏教授选用连翘、木蝴蝶、滑石、黄芩等，《神农本草经》载连翘："主寒热……痈肿、恶疮、瘿瘤、结热、蛊毒"，为"疮家圣药"，善解疮毒、散痈肿。《本草纲目拾遗》载木蝴蝶："凡痈毒不收口，以此贴之。"木蝴蝶对于顽固性溃疡疮面难以愈合者，疗效颇佳。缓解期则以健脾利湿为主，以四君子汤合平胃散加减。又口腔溃疡反复发作患者，常考虑情志因素，病久多郁，用药时兼用疏肝解郁之品，如八月札、香附、佛手花、素馨花、娑罗子、郁金、绿萼梅等。

二、升阳除湿治疗鼻炎

中医学称过敏性鼻炎为"鼻鼽""鼻窒"。鼻鼽之称首载于《素问·脉解篇》，"鼻窒"一名在中医学中首见于《素问·五常政大论》，其曰"肺气上从……咳、嚏、鼽、衄、鼻窒"。《素问玄机原病式·六气为病》中载："鼻窒，窒，塞也。"慢性鼻炎系呼吸系统常见疾病之一，难以治愈，病情易反复，且发病多与季节相关，许多患者饱受其苦，且其发病率逐渐增加。目前西医尚无较好的治疗手段，中医在治疗慢性鼻炎上有很大优势。苏凤哲教授认为鼻炎一般多因脏腑功能失调、气血不足、外感风寒所致，多为本虚标实之证。现代多因饮食不节、情志不畅、素体虚弱而致脾气虚弱，运化失司，而脾主运化，肺主输布。痰湿内聚，内停于肺，使水谷精微不能上达清窍，鼻窍湿浊不能下降，则鼻塞不通，经久不愈，神疲乏力。

案例：吴某某，女，25 岁，初诊时间2017 年1 月14 日，自述打喷嚏，流鼻涕反复发作10 余年，每到春秋季节加重。每次喷嚏，流涕时伴有头痛、鼻部灼热感。平素易感冒，胃脘不适，泛酸，烧心，大便黏滞不爽，周身乏力，头昏沉，睡眠一般，易醒，饮食尚可，小便基本正常，舌红、苔白腻，脉弦滑。诊断：鼻鼽。辨证：脾虚湿盛，清阳不升。治疗：升阳除湿，健脾开窍。方选：自拟通窍鼻炎方。处方：太子参12 g，生黄芪15 g，防风5 g，辛夷12 g，苍耳子10 g，法半夏10 g，厚朴12 g，砂仁12 g，木香12 g，生白术30 g，枳实15 g，川牛膝15 g，白芷5 g，虎杖15 g，川芎9 g，黄芩12 g，瓦楞子20 g，瓜蒌20 g。14剂，水煎服，日一剂。早晚分服。

二诊：药后症状减轻，胃脘不适症状减轻，大便基本正常，周身乏力好转，仍有遇冷空气或者异味时有喷嚏、流涕。舌红苔白，脉弦滑。上方去虎杖、瓜蒌，加茯苓15 g、炒麦芽15 g。14剂，水煎服，日一剂。早晚分服。

三诊：服药2周来喷嚏、流涕未反复，头昏沉改善，睡眠好转，泛酸、烧心好转，近日来有咽喉不利，夜间偶有干咳。舌红、苔薄白，脉弦滑。上方去防风，加山豆根8 g。7剂，水煎服，日一剂。早晚分服。

四诊：药后无其他不适症状，上方去山豆根，续服14剂。嘱患者每到换季时服药14剂，预防疾病反复。随诊1年疾病无复发。

按语：该患者鼻塞、喷嚏反复发作，肺气不足，平素饮食不规律，使胃脘不适，脾胃生化乏源，痰湿内蕴，壅阻于肺，肺失宣降，运化失司，气虚则神疲乏力，纳寐不佳。方中太子参、黄芪补益肺气，提高肺的宣发肃降的能力，使气血运行条畅。辛夷、苍耳子、白芷辛温发散，宣通鼻窍；防风疏风解表除湿；半夏、厚朴益气补虚，健脾化湿；砂仁、木香化湿醒脾，行气和胃；生白术、枳实、虎杖通腑泄热，以化湿；瓦楞子制酸和胃；黄芩清热化湿；瓜蒌涤痰散结；川牛膝、川芎通血脉，引血下行。全方有补有泻，有升有降，在补益肺气，健运脾气的同时，清泻肺胃痰浊，使气血运行功能通畅，不受湿浊阻滞。在用辛温发散通窍的同时，使气血下行，滋润肾阴，使气散而不致不收。加健脾和胃之药，使脾胃运化有司，脾气健运，升降有序，则湿浊自祛，营卫调和。

三、化痰湿、和胃治疗耳鸣

耳鸣是一种常见的临床病症，古籍称为"聊啾""苦鸣""蝉鸣"等，指患者自觉耳内鸣响，如闻潮声，或细或暴，妨碍听觉的一类病症，多伴有听力下降、睡眠困难、注意力不集中、焦虑等症状。据相关研究统计，全球患有耳鸣的人超过总人口的10%～15%。而我国的有关研究表明我国的耳鸣患者占全国人口的10%，5%的耳鸣患者会因此不断寻医问药，2%的患者饱受耳鸣的困扰。苏凤哲教授认为"肾开窍于耳"，耳鸣与肾关系密切，与脾胃气机升降也有紧密关系。临床上常见脾虚水湿不化，聚津为痰，痰湿内生，壅塞清窍，胃失和降，痰随气升，致耳如蝉鸣。因此调脾胃、化痰湿为常见治法。

案例：张某某，男，36 岁，初诊时间 2017 年 4 月 20 日。自述耳鸣加重半年，夜间安静时响声加大，影响听力，听到的声音感觉变远。患者体胖，平素喜食油腻饮食，饮酒，大便黏滞不爽，偶有胸闷，晨起咳嗽，咳吐黏痰，痰多不易咳出，胃脘胀满，嗳气，无泛酸、烧心，睡眠不实、多梦，舌红、苔黄腻，脉弦滑数。诊断：耳鸣。辨证：痰湿内蕴，胃失和降。治疗：清化痰湿，和胃降浊。方选：温胆汤和半夏白术天麻汤加减。处方：法半夏 9 g，厚朴 12 g，陈皮 12 g，砂仁 12 g，茯苓 30 g，生白术 30 g，枳实 20 g，竹茹 15 g，橘红 20 g，天麻 20 g，生磁石 30 g，郁金 12 g，党参 12 g，珍珠母 30 g，川牛膝 30 g，茵陈 20 g。7 剂，水煎服，日一剂。早晚分服。

二诊：药后患者自觉大便好转，身体觉得轻松，晨起咳痰减少，胸闷好转，耳鸣仍有，晚上加重。舌红、苔白腻，脉弦滑。上方去郁金，加茯苓 30 g。7 剂，水煎服，日一剂。早晚分服。

三诊：药后患者自觉晚上耳鸣声音减弱，咳嗽、咳痰减少，夜间睡眠好转，多梦好转。舌红、苔白腻，脉弦。上方去茵陈，加补骨脂 20 g。14 剂，水煎服，日一剂。早晚分服。

四诊：两周药后，患者自觉白天耳鸣消失，听力基本恢复正常，偶有晚上耳鸣，睡眠好转，大便基本正常，晨起偶有咳痰，身体乏力好转，胃脘胀满消失，舌红、苔白，脉弦。上方续服 14 剂，药后无其他不适症状，随诊 1 年无复发。

按语：该患者平素饮食不节而损伤脾胃，脾气虚弱，运化无力，而致水液代谢异常，湿浊内生，气血运化无常，使清阳不升，浊阴不降。方选温胆汤和半夏白术天麻汤加减，以清化痰热，使胃气得降，熄风开窍。方中半夏、厚朴燥湿化痰，降逆和胃；竹茹、橘红清化痰热，除烦降逆；陈皮、砂仁行气化痰又健脾；茯苓、白术、枳实燥湿健脾，通腑泻浊，茯苓还可健脾渗湿，以杜生痰之源，具有宁心安神之效，与珍珠母相配镇静安神以实睡眠；天麻、磁石熄风止惊，镇静通络；茵陈、郁金清利肝胆以活血，党参补益脾肾，使清热而不伤正；川牛膝补益肝肾，引血下行，而调畅气血。全方清中有补，降中有升，清化痰湿而健运脾气，使气血运行条畅，耳鸣渐消。

四、健脾祛湿化瘀治疗痛风

"痛风"病名最早见于金元时期朱丹溪的《格致余论》。现代医学所称"痛风病"的临床表现与我国古籍中的"痛风"并不完全相同，而与中医"痹证"相类似，故现代医学的"痛风病"应属中医"痹证"范畴。从病因来看，痛风病似风而本非风，受寒湿虽是其诱因之一，然非主因，湿浊瘀滞内阻，才是其主要原因。苏凤哲教授认为，痛风多是由于素体禀赋不足，阴阳失调，气血运行不畅，又受风寒湿热之邪外侵，湿热蕴结，痹阻肢体经络关节而成。临床上常见者，由于饮食不节，导致脾胃虚弱，平素又缺乏运动，导致机体代谢功能下降，痰湿内生，聚湿成热，痰瘀互结。日久损伤肾气，使气机不利，不能分清泌浊，湿热流注下焦。故痛风疼痛起病多发于下肢。治疗首当健脾化湿，脾气健运，湿自不生，气血运行通畅，痰湿自祛，疼痛自消。

案例：王某某，男，40岁，初诊时间2017年5月15日。脚底关节疼痛，加重5天。来诊5天前晨起下床时，自觉脚底疼痛难忍，活动后好转，下午时足踝关节突发红肿热痛，胀痛难忍，生化检查显示：尿酸617 μmol/L，甘油三酯4.56 mmol/L。患者体胖，平素喜食肥甘厚味的饮食，饮酒较多，工作繁忙常加班至深夜，户外活动较少。平素大便黏滞不爽，腹胀、腹满，周身乏力，脾气急躁，近几日，周身酸痛，下肢红肿疼痛，睡眠不好，口渴但不想喝水，小便黄赤，舌红、苔黄腻，脉弦滑数。诊断：痛风。辨证：湿热内蕴，气虚血瘀。治疗：健脾化湿，补气活血。方选：宣痹汤和当归四逆汤加减。处方：法半夏9 g，防己12 g，生薏苡仁20 g，土茯苓30 g，晚蚕沙20 g，生白术30 g，枳实20 g，桂枝12 g，白芍20 g，当归15 g，滑石12 g，杏仁10 g，姜黄15 g，海桐皮12 g，赤小豆15 g，泽泻15 g。7剂，水煎服，日一剂。早晚分服。

二诊：药后患者疼痛缓解，大便好转，周身酸痛缓解，下肢关节仍有红肿，腹胀、腹满仍有，舌红、苔白腻，脉弦滑。上方去桂枝、白芍，加蒲公英20 g、山药15 g。14剂，水煎服，日一剂。早晚分服。

三诊：药后患者下肢红肿热痛大减，腹胀、腹满好转，周身乏力缓解，大便通畅，夜间睡眠改善，舌红、苔白腻，脉弦滑。上方山药改为30 g，加川牛膝30 g。14剂，水煎服，日一剂。早晚分服。

四诊：药后患者下肢红肿热痛消失，偶尔有饮食不慎时，晨起脚底疼痛，其他症状基本缓解。舌红、苔白，脉弦滑。上方续服28剂。

五诊：药后复查生化：尿酸460 μmol/L，甘油三酯4.3 mmol/L。无其他不适症状，随证加减续服半年，半年后复查生化检查，尿酸、甘油三酯基本正常，嘱患者增加运动，合理饮食。随访一年无复发。

按语：该患者平素由于饮食不节，损伤脾胃，使水液代谢异常，湿浊内生，又缺乏运动，导致湿浊代谢减弱，停滞于体内，痹阻经络引发疼痛。方中防己清热利湿，通络止痛；半夏、蚕沙、土茯苓、赤小豆、薏苡仁除湿化浊；白术、枳实通腑泄热；当归补血和血，温补肝血；桂枝温通经脉，以祛经脉中客留之寒邪而畅气血；白芍与桂枝调和营卫，以祛寒邪；滑石、泽泻淡渗利湿；姜黄、海桐皮宣络止痛；杏仁宣肺利气，通调水道。全方以清热利湿为主，养血活血为辅，宣散体内之湿浊，再濡养经脉以止痛。

五、健脾祛湿、散风寒治疗风湿

类风湿关节炎（rheumatoid arthritis，RA）是一种常见的系统性自身免疫病，属中医"痹证""痹病"范畴，根据其临床表现及病机特点，历代医家又有"历节""白虎病""痛风""鹤膝风"及"尪痹"等记载。RA具有较高的患病率和致残率，我国大陆地区的RA患病率为0.2%～0.4%，患病人数约400万之多，缓解率约为8.6%。苏凤哲教授认为类风湿性关节炎病情复杂，多因湿邪阻滞气机所致，迁延日久致中焦脾胃虚弱，湿邪弥漫无形，外自肌肤，内至脏腑，外湿入侵，因阻脾胃而生内湿，湿邪内蕴，脾胃虚弱，又易感受外湿，反复外感致病情加重，湿性重浊黏腻，不易祛除，故应先振奋脾阳，脾胃强、水湿代谢正常，则可使外湿不易入侵，从而截断源头，不致反复外感，振奋脾阳，也有助于脾胃对饮食物的消化吸收，从而使药力增强。然湿邪黏腻，难以速除，故应在守方的基础上随证加减，不可急于求成，应缓缓图之。

案例：张某某，女，64岁，初诊时间2017年1月12日。类风湿性关节炎5年，手指小关节有轻度变形，肘、膝等大关节未累及，平素口服白芍总皂苷等西药，病情基本稳定，近日来自觉周身关节疼痛，周身酸痛困乏，怕风，不出汗，自觉气短，不思饮食，胃脘不适，泛酸，大便黏滞不爽，夜间睡眠不好，既往有甲状腺结节病史，实验室检查显示：血糖升高，尿酸升高，血沉50 mm/h，舌淡红，苔白腻，脉濡数。诊断：痹病。辨证：风寒袭表，脾虚湿困。治疗以健脾化湿，祛风散寒为主，方选平胃散和羌活胜湿汤加减。处方：法半夏9 g，生白术30 g，炒苍术15 g，厚朴12 g，陈皮20 g，生甘草9 g，枳实20 g，独活12 g，羌活15 g，防风9 g，川芎12 g，土茯苓30 g，生黄芪30 g，枣仁30 g，桂枝12 g，白芍20 g。7剂，水煎服，日一剂。早晚分服。

二诊：药后周身困重、怕风寒、睡眠、饮食均有好转，然仍有周身疼痛，泛酸，大便黏滞不爽，舌淡红、苔白腻，脉濡。上方去苍术、桂枝、白芍，加虎杖15 g、香附12 g、砂仁12 g，生白术改为60 g。7剂，水煎服，日一剂。早晚分服。

三诊：药后大便好转，近日血糖基本正常，偶有泛酸，周身疼痛略减，舌淡红、苔白腻，脉弦。上方去香附、枳实、独活、羌活，加全蝎3 g、地龙10 g、川牛膝30 g、炒杜仲30 g。14剂，水煎服，日一剂。早晚分服。

四诊：药后疼痛大减，仍有怕冷、怕风、胃脘无不适症状，饮食正常，二便调畅，舌淡红，苔白，脉弦。上方去全蝎，加桂枝12 g。21剂，水煎服，日一剂。早晚分服。药后症状基本缓解，疼痛消失，偶有怕风、怕冷，无其他不适症状，随证加减，续服3个月。随诊一年无复发。

按语：该患者胃脘不适、泛酸、大便黏滞为脾虚湿困，而患者周身酸痛、恶风寒为风寒袭表，遂先以祛风寒、健脾除湿为主。方选平胃散和羌活胜湿汤加减，方中半夏、苍术性温而燥湿，兼以健脾，能使湿去而脾运有权，脾健则湿邪得化；陈皮、厚朴芳香化湿，有醒脾调中之功；白术、枳实、土茯苓通腑泄浊，以化湿邪；桂枝、白芍，散中有收，汗中寓补，使表邪得解，营卫调和；羌活善祛上部风湿，独活擅除下部风湿，二者相合，长于发散周身之风寒湿邪，舒利关节而止痹痛；防风、川芎祛风散寒，活血通络，祛风止痛；黄芪、枣仁补气安神；甘草既可调和诸药，又能甘缓和中。二诊时药后周身酸痛减，但仍有腹气不通，胃脘不适，为脾虚湿困未解，遂加虎杖、香附、砂仁、白术增强化湿健脾之力。三诊、四诊时，湿困脾胃之症尽解，脾胃运化功能得以恢复，表证也解，加全蝎、地龙、川牛膝、杜仲，增强通络止痛、补益肝肾之功。

六、温脾化湿补肾治疗咳喘

哮喘为临床常见病，常因气候变化、异味刺激、劳累过度而反复发作，久治难愈。肺为娇脏，不耐寒热。外界气候冷热的变化，常直接影响肺气的宣肃，形成咳喘。哮喘一病发病原因复杂，久之累及肺、脾、肾三脏，造成寒热夹杂，虚实夹杂，缠绵不已，久治难愈。《景岳全书》指出："实喘者有邪，邪气实也；虚喘者无邪，元气虚也。"苏凤哲教授认为，咳喘多伴有痰饮不化，痰之本水也，痰之功，湿也。痰湿之生，多源于脾虚湿盛，湿聚成痰。

案例：王某某，女，54岁，2017年4月11日初诊。咳嗽、喘促反复发作半年余，西医诊断为过敏性哮喘，口服抗过敏药、消炎药后好转，停服西药后症状加重。现咳嗽，夜间咳嗽，咽喉不利，痰多黏腻，咳吐不爽，胸中满闷，平素大便不成形，胃脘胀满，反酸、烧心，睡眠不好，舌红、苔白腻，脉弦细。诊断：喘症。辨证：脾虚湿盛，肾虚不纳。治疗以温脾化湿，补肾平喘。方选二陈汤、麻杏石甘汤和定喘汤加减。处方：法半夏10g，炙麻黄6g，石膏30g，茯苓30g，橘红15g，浙贝母12g，地龙12g，白果8g，砂仁12g，干姜10g，黄芩10g，益智仁15g，生山药15g，枣仁30g，高良姜12g，郁金15g。7剂，水煎服，日一剂。早晚分服。

二诊：药后咳嗽、喘促好转，夜间不咳，睡眠好转，咳痰白，易咳出，停止服用西药后，咳喘无反复，大便基本成形，仍有胃胀、反酸、口干、口苦，夜间睡眠多梦。上方去益智仁、郁金、黄芩，加蒲公英15g、瓦楞子20g、百合15g。7剂，水煎服，日一剂。早晚分服。

三诊：咳喘基本消失，偶遇刺激气味干咳，无白黏痰，大便成形，胃胀、反酸缓解，多梦消失，仍有口干、口苦，晨起加重。上方去白果、橘红，加石斛15g、龙胆10g。14剂，水煎服，日一剂。早晚分服。14剂药后，患者无不适症状。随诊1年无咳喘发作。

按语：该患者咳喘反复发作，西医给予对症治疗后缓解却不能根治。患者痰黏不易咳出为痰湿壅肺，痰之功，湿也。大便不成形、反酸为脾虚湿盛，脾为生痰之源，肺为储痰之器，痰湿之生多缘于中州失运，湿聚成痰。故应温化脾阳以除湿，湿尽痰清咳方止。然患者咳而日久，气虚不纳，在健脾化湿的同时，应补肾气，而纳气平喘。方选二陈汤、麻杏石甘汤和定喘汤三方加减。君以半夏，取其辛温而燥之性，燥湿化痰，降逆和胃之用。麻黄、茯苓、橘红、白果、石膏共为臣药，半夏与茯苓、橘红相配共祛湿痰，调畅气机，使胃气得和，清阳得升。麻黄与石膏二药，一温，一寒，一以宣肺为主，一以清肺为主，且俱能透邪于外，又可调理肺的宣发之能。麻黄与白果相配使宣散之中寓意收敛，既能增强止咳定喘之效，又可使开肺而不耗气，敛肺而不留邪。佐以浙贝母、地龙、砂仁、山药、瓦楞子等的化痰通络，制酸止痛，化湿健脾之功。干姜、高良姜同用共奏温胃散寒，温肺化饮之效。

七、化痰湿、和胃降逆治疗头痛

头痛，又称"头风"，是指头部经脉绌急或失养，清窍不利所引起的以头部疼痛为特征的一种自觉病症，由肝阳上亢、痰瘀互结而致清阳不升，或浊邪上犯，清窍失养所致。中医认为头为"诸阳之会""清阳之府"，五脏精华之血，六府清阳之气，皆上注于头，若气血充盈，阴阳升降如常，外无非时之感，焉有头痛之疾。若六淫之邪外袭，或直犯清空，或循经络上干；或痰浊、瘀血痹阻经脉，致使经气壅遏不行；或气虚清阳不升；或血虚经脉失养；或肾阴不足、肝阳偏亢；或情志抑郁，郁而化火；均可导致头痛的发生。苏凤哲教授认为临床上常见由于湿邪内蕴，蒙蔽清窍，导致清阳不升、浊阴不降而引发的头疼。此证多由于现代人饮食不节，脾胃运化乏力，湿浊困于体内，上扰清窍所致。治疗上应注重调理脾胃，清化痰湿，则头痛自除。

案例：谢某某，女，45岁，初诊时间2016年9月15日。主诉头痛、头晕加重1周，1周前突发急性肠胃炎后，出现头痛、头晕症状，平卧时减轻，坐起时加重。头重昏沉，视物不清，睡眠不好，多梦，口干、口渴，大便近几日不规律，小便频数，腰酸，乏力，周身酸痛，胃脘胀满，嗳气，晨起有黏痰不易咳出，无反酸、烧心，舌红、苔白腻，脉弦滑数。诊断：头痛。辨证：痰湿内扰，胃失和降。治疗：清化痰湿，和胃降逆。方选：半夏厚朴汤和半夏白术天麻汤加减，处方：法半夏9 g，厚朴12 g，陈皮20 g，砂仁12 g，茯苓30 g，橘红20 g，浙贝母12 g，天麻30 g，川芎12 g，黄连2 g，蒲公英20 g，生白术30 g，枳实20 g，干姜8 g，炙甘草12 g，大枣15 g。7剂，水煎服，日一剂。早晚分服。

二诊：药后大便基本恢复，嗳气好转，头晕、头痛症状缓解，但仍有轻度头痛，周身乏力、酸痛仍有。舌红、苔白腻，脉弦滑。上方去黄连、蒲公英，加桂枝12 g、白芍20 g。7剂，水煎服，日一剂。早晚分服。

三诊：药后周身酸痛好转，头痛好转，晨起仍有黏痰，较之前好咳，仍有些视物不清，其余症状均已好转。舌红、苔白，脉弦滑。上方去枳实，加菊花15 g。7剂，水煎服，日一剂。早晚分服。

四诊：药后周身症状大减，除晨起仍有些白痰外，余症基本消失，舌红、苔白，脉弦。上方续服 14 剂。随访半年无复发。

按语：该患者因急性胃肠炎，损伤脾胃，导致脾胃运化功能紊乱，痰湿内蕴，气机升降功能受损，致使清阳不升，浊阴不降，又复感外邪而致头痛、头昏沉。方中半夏、厚朴化痰散结，降逆和胃，行气开郁；茯苓渗湿健脾，脾气健运，则痰湿无以升；陈皮、砂仁，行气降逆；天麻入厥阴经，平肝熄风而止痉；白术、枳实燥湿健脾，通腑泄浊；橘红、浙贝母理气化痰；川芎活血止痛；黄连、蒲公英清化胃肠湿热，使脾胃健运；大枣、炙甘草调和脾胃；干姜辛温散结，降逆消痰。全方健运脾胃，熄风止痛，使痰湿得下，清阳得升，则头痛自愈。

八、温阳化湿，活血通络治疗胸痹心痛

胸痹一词最早见于《黄帝内经》中《灵枢·本藏》篇，指胸中痞塞不通而引起胸膺部满闷窒塞甚则疼痛。现普遍将冠状动脉硬化性心脏病即冠心病归属于"心痛""胸痹"范畴。胸痹之为病，病位在心，与肺、脾、肾三脏关系密切。多为寒邪侵袭、热邪犯心、饮食不节、七情内伤、痰浊血瘀阻滞、他脏病变及心而致胸痹；"不通则痛""不荣则痛""清阳阻遏"引发胸痹。苏凤哲教授认为胸痹的发生多与情志不舒、饮食不规律、外感寒湿、体虚气弱等有关。近年来由于生活压力增大、饮食不节，导致肝气疏泄不利，脾胃损伤，木不疏土，脾胃功能紊乱，运化失司，水湿内蕴，使气机不利，气血运行受阻。上蒙胸阳，使胸阳不振，不通则痛，引发胸痹心痛。

案例：张某某，男，初诊时间 2016 年 3 月 2 日。室性期前收缩 10 余年，加重 2 年。2015 年 12 月份北京某医院磁共振显示心肌纤维化。平素胸闷、胸痛，口苦口黏，偶有胸部刺痛，心悸、心慌，头晕、头沉，精神萎靡不振，口干不欲饮水，喉中有痰鸣声，痰黏不易咳出，晨起加重，大便不成形，每日 2~3 次，胃脘不适，易腹胀，嗳气，泛酸怕冷，舌红略紫暗，苔白腻，脉弦涩尺细。诊断：胸痹心痛。辨证：脾虚湿盛，阳虚血瘀。治疗：活血通络，温阳化湿。处方：三参生脉汤，枳实薤白桂枝汤和血府逐瘀汤加减。处方：太子参 12 g，丹参 20 g，苦参 20 g，枳实 20 g，瓜蒌 30 g，薤白 15 g，桂枝 12 g，厚朴 12 g，当归 15 g，生地 30 g，柴胡 12 g，川牛膝 30 g，川芎 12 g，赤芍 12 g，茯苓 30 g，炮姜 12 g。7 剂，水煎服，日一剂。早晚分服。

二诊：药后大便基本成形，胸闷、心悸好转，喉中痰黏好转。头晕、昏

沉好转，周身乏力好转，仍有腹胀、泛酸，舌红、苔白腻，脉弦涩。上方去枳实，加苍术15 g。7剂，水煎服，日一剂。早晚分服。

三诊：药后本周未出现胸闷、心悸等症状，胃脘不适减缓，仍有饮食不慎，则腹胀、腹泻，睡眠不好，舌红、苔薄，脉弦细。上方去当归、生地、赤芍，加枣仁30 g、炒薏苡仁20 g、茯神30 g。14剂，水煎服，日一剂。早晚分服。

四诊：药后胸闷、心悸大减，活动后无气喘，无其他不适症状，胃脘症状基本缓解。舌红、苔薄，脉弦细。上方续服28剂，随诊半年，无复发。

按语：该患者喉中有痰鸣声，胸闷疼痛，胃脘不适，大便不成形，为脾胃功能损伤，运化失司，湿浊内阻，气机不畅，气血运行受阻，则胸部闷痛。湿浊上蒙清窍，则头晕头沉，精神不振。处方三参生脉饮为苏凤哲教授自拟三参生脉汤，组成为太子参、丹参、苦参，其中苦参虽为清热燥湿杀虫药，常用作于治疗皮肤病。但苏教授通过整理近年来对苦参的现代药理研究发现苦参具有降压、调血脂和抗心律失常等作用。苦参总碱对兔、大鼠等动物的心脏有明显抑制作用。但随着研究的深入发现，苦参碱能对抗垂体后叶激素引起的冠状血管收缩，并有增加流量、保护心肌缺血的作用，还能增强心肌收缩力，具有正性肌力作用。方中太子参以补气为主，丹参以活血为主，苦参以燥湿为主，三药相须为用共同增强活血化瘀、温阳化湿之功；配伍瓜蒌涤痰散结，宽胸利膈；薤白宣通胸阳、散寒化痰；枳实、厚朴有下气除满，通阳化痰之效；桂枝通阳降逆；当归、川芎、赤芍、生地养血活血化瘀；川牛膝祛瘀血，通血脉，引瘀血下行；柴胡疏肝理气，使气行则血行；茯苓化湿健脾；炮姜温胃散寒，健运脾阳。全方补气通阳，健运脾气，改善气血运行，振奋胸阳，使其"通则不痛"。

九、健脾渗湿治疗泄泻

泄泻是一种常见的消化系统病证，其主要病机是脾虚及湿盛，病变与脾脏关系密切，同时与肺、肝、肾、心有关。《内经》中记载，泄泻多与肠道分清泌浊、脾虚湿盛、脾胃功能低下等病因相关，常表现为完谷不化、大便时溏时泻、食欲低下、面色萎黄等。苏凤哲教授认为湿邪内盛，脾运失健，胃肠失调，不能渗化，致清浊不分，水谷并入大肠而成泄泻。

案例：吴某某，女，37岁，2016年12月25日初诊。主诉大便溏泻日久，大便每日一般3~4次，饮食稍有不慎即腹泻，大便稀溏不成形，大便里有未消化完全的食物残渣，便前有腹痛，无肛门灼热，大便不臭秽。平素纳寐不香，口干不欲饮水，体重减轻，易疲劳，舌红、苔白略腻，脉弦细。诊断：泄泻。辨证：脾虚湿盛。治疗以益气健脾，渗湿止泻为主，方选参苓白术散加减。处方：太子参15 g，茯苓30 g，炒苍术15 g，炒白术15 g，白扁豆12 g，陈皮12 g，干姜12 g，法半夏10 g，砂仁8 g，木香6 g，炒麦芽20 g，藿香12 g，荷叶12 g，乌药15 g，桃仁12 g，杏仁12 g。7剂，水煎服，日一剂。早晚分服。

二诊：药后大便次数减少，大便每日1次，但仍不成形，大便前腹痛消失，仍有气短、腿沉乏力、腰酸之症，舌红、苔白，脉弦细。上方去藿香、乌药，加补骨脂12 g，芡实15 g。7剂，水煎服，日一剂。早晚分服。

三诊：药后大便日1次，仍有不成形时，无腹痛，饮食好转，纳寐香，腰酸好转，仍有乏力，近两周体重无减轻，舌红、苔薄，脉弦。处方：生黄芪30 g，炒白术15 g，太子参15 g，生山药20 g，砂仁10 g，木香10 g，干姜12 g，补骨脂12 g，荷叶12 g，茯苓30 g，炒白术15 g，白扁豆12 g，陈皮12 g，肉豆蔻12 g，炒麦芽15 g。7剂，水煎服，日一剂。早晚分服。药后大便1次，基本成形，饮食好转，体重略有上升，患者无其他不适症状，随访半年，病情无反复。

按语：该患者泄泻日久，饮食不香，神疲乏力，为脾胃虚弱，纳运失司，脾为后天之本。湿阻中焦，升降失调，清浊不分，湿浊下趋而为泄泻，湿浊困于中焦而使水谷精微运化失调，故不思饮食，清阳不升而睡眠不安。方中太子参甘微苦，归脾经，擅补脾胃之气；半夏、白术甘温而性燥，既可益气补虚，又能健脾燥湿；茯苓、苍术利水渗湿，为健脾助运之要药；扁豆健脾化湿；薏苡仁、荷叶、藿香健脾利湿；砂仁、木香化湿醒脾，行气和胃；乌药、干姜温胃散寒，健运脾阳；炒谷芽、炒麦芽消食和胃，增加脾胃运化之力。

十、温脾化湿治疗腹痛

腹痛是指以胃脘以下、耻骨毛际以上部位发生疼痛为主要表现的一种临床常见病证。其病因多为风、寒、暑、湿、火等外邪入侵，以及热积、食积、酒积、气滞、血凝、寒积、痰积、虫积、血虚、气虚等内伤病因所致。腹痛病机为腹部脏腑经脉痹阻，或经脉失于温养，气血运行无力，而致气机阻滞不通而痛。苏凤哲教授认为，临床上常见由于正气不足，脾胃不健，饮食不节，过食寒凉，而致中气不足，脾气虚弱，寒湿内滞，气血经脉失其濡养，经脉不通，发为腹痛者。腹痛的发作常常伴有饮食和大便的不规律，不能单一地使用活血止痛的方法治疗腹痛，要在调理脾胃的基础上，调畅气机，濡养经脉以止痛。

案例：武某某，女，64岁，初诊时间2016年11月7日。腹部隐隐疼痛加重半年，该患者腹痛反复发作经年，腹痛发作时服热水或用热水袋放置腹部可缓解，严重时需口服止痛药缓解。近半年来，腹痛发作频繁，疼痛感加重。平素不思饮食，口干、口渴不欲饮水，乏力，腰酸，面色㿠白，气短无力，头沉重，偶有恶心，晨起有痰，大便不成形。舌淡红、苔薄白，脉细濡。诊断：腹痛。辨证：脾虚湿盛，寒凝经络。治疗：健脾化湿，温阳止痛。方选：小建中汤和半夏厚朴汤加减。处方：法半夏9 g，厚朴12 g，陈皮20 g，砂仁12 g，茯苓30 g，苍术15 g，桂枝12 g，白芍20 g，干姜12 g，甘草12 g，党参15 g，焦神曲15 g，炒谷芽15 g。嘱患者每次服药时加红糖20 g与药同服。7剂，水煎服，日一剂。早晚分服。

二诊：药后本周腹部疼痛发作一次，疼痛感减少，大便略成形，周身酸痛减缓，舌红、苔白，脉弦细。上方去焦神曲，加高良姜12 g。14剂，水煎服，日一剂。早晚分服。

三诊：药后腹痛发作一次，隐隐作痛，大便成形，神疲乏力好转，周身酸痛消失，饮食改善，晨起咳痰减少，头昏沉重减缓，舌红、苔白，脉弦细。上方去炒谷芽、陈皮，加川芎9 g、香附12 g。14剂，水煎服，日一剂。早晚分服。

四诊：药后腹痛未发作，饮食好转，大便成形，周身乏力好转，晨起仍有少量咳痰，舌红、苔白，脉弦细。上方续服14剂。药后患者腹痛未发作，周身症状大减，嘱患者停药，每日续服红糖生姜水1周，巩固疗效。随访一年无复发。

按语：该患者腹痛经年累月，正气已虚，寒邪凝滞经络，复感外邪，内外交困，湿浊内蕴肠胃，气机运行不畅，不能濡养经络，而使腹痛发作加重。方中半夏、厚朴化痰散结，降逆和胃，行气开郁；茯苓、苍术渗湿健脾，脾气健运，则痰湿无以升；陈皮、砂仁行气降逆；芍药和红糖酸甘化阴，缓急止痛；桂枝和红糖辛甘温阳而祛寒；共起调和阴阳，化生气血之用；党参补益脾阳；焦神曲、焦麦芽健脾消食，改善食欲，增加摄入，促进吸收，使气血生化有源；干姜温胃散寒，健运脾阳；甘草益气健脾，调和诸

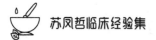

药。全方健脾益气，化湿温通，和降胃气，使壅塞于脾胃的痰湿得以运行，使气机得以运化，精气生化有源，精血充盈，得以濡养经络，腹痛方止。

第七节　妇科医案

一、健脾祛湿补肾治疗不孕症

随着社会经济的迅猛发展，人们生活节奏的改变和生态环境的改变，越来越多的人发生不孕不育症，研究显示有 10% 左右的夫妻受到不孕不育症的困扰。不孕不育不但给夫妻双方带来很大的精神压力，甚至会导致家庭的不和谐和婚姻的破裂，因此亟待寻找一种合适的方式对不孕不育进行治疗。苏凤哲教授认为，不明原因的不孕症一般分为血瘀、湿热、肝郁、肾虚等类型。临床上往往不是单一出现而是多症相兼，但现代人饮食不节，工作压力较大，导致肝脾气血不调，而致脾虚湿盛，气机不畅，气血运行失调，而致冲任无法充盈，滞涩冲任，壅堵胞脉，不能凝精成孕。

案例：郭某某，女，32 岁，初诊时间 2015 年 12 月 30 日。结婚 2 年，未避孕而未怀孕，夫妻双方检查卵巢功能、激素水平、精子活动度均都正常。平素月经量少，大便不成形，腰酸乏力，手部湿疹，睡眠易醒，舌红、苔薄白，脉弦细滑。诊断：不孕症。辨证：脾虚湿胜，脾肾亏虚。治疗以健脾化湿，补肾助孕。处方：太子参 15 g，生黄芪 20 g，炒白术 15 g，川牛膝 20 g，炒杜仲 20 g，炮姜 12 g，生山药 15 g，生薏苡仁 20 g，荷叶 12 g，女贞子 15 g，补骨脂 12 g，合欢皮 20 g，炒枣仁 30 g，茯神 30 g，茯苓 30 g。14 剂，水煎服，日一剂。早晚分服。

二诊：药后大便基本正常，腰酸、乏力缓解，手部湿疹减，仍有瘙痒。舌红、苔薄白，脉弦。上方去泽泻、荷叶，加白鲜皮 30 g、首乌藤 30 g。14 剂，水煎服，日一剂。早晚分服。

三诊：湿疹好转，月经来潮，周期基本正常，月经量增加，腰酸好转，舌红、苔薄白，脉弦滑。上方去生薏苡仁、茵陈，加淫羊藿 20 g、龟板 10 g。28 剂，水煎服，日一剂。早晚分服。

四诊：近 1 个月无其他不适症状，睡眠好转，本次月经周期基本正常，月经量增加，无腰痛，无血块，6 天干净。上方续服 28 剂。药后无其他不适症状，嘱患者停药备孕，随访患者于停药 3 个月后受孕。

按语：不孕症为近年来临床常见妇科疾病，该患者无其他不适症状，应诊断为不明原因不孕症。该患者有大便不成形，手部湿疹为脾胃失健，胃肠失调，水液代谢异常，湿邪蕴出体表而成，湿邪积聚而形成痰湿，痰湿流注于下焦，滞涩冲任，壅堵胞脉。脾胃失健，运化水谷精微的功能减弱，使气血运行功能减弱，精亏血耗，冲任无法充盈，不能凝精成孕。方中太子参、生黄芪、山药补脾益气，以健运脾气；白术、茯苓、生薏苡仁、荷叶燥湿健脾，以增强清化痰湿之功；川牛膝、炒杜仲、补骨脂、女贞子补益肾气，填精益髓，以充盈冲任，补益气血；合欢皮、枣仁、茯神安神定惊，改善睡眠，睡眠改善使气血得以修养，使凝精成孕。炮姜可温胃散寒，健运脾阳。

二、疏肝健脾除湿治疗痛经

痛经，是指在月经前后或者在经期出现的以下腹部疼痛、坠胀，可伴有腰酸及其他不适的病症，可分为原发性及继发性。原发性痛经的患者，生殖器无器质性病变，其发生主要与月经时子宫内膜前列腺素的含量升高有关。痛经发作之时，患者出现小腹及腰部疼痛，甚则痛及腰骶，严重者可出现恶心呕吐、冷汗淋漓、手足厥冷，甚至昏厥等情况，给患者的生活质量和工作带来严重影响。苏凤哲教授认为：原发性痛经多因思虑过度、情绪波动以致忧思伤脾，使脾胃虚弱，从而影响升清降浊的功能，使水液代谢运化异常，湿从内生。湿浊运行不畅，无法排出体外，气机不利使湿浊下行阻遏冲任，使气血不畅，不通则痛。

案例：宋某某，女，35 岁，初诊时间 2016 年 2 月 24 日。痛经 20 年，自月经初潮时，每月月经来即腹痛，有肛门憋坠感，严重时偶有呕吐，平素大便不成形，经常有胃痛，手关节肿胀，一个月前查出有甲状腺结节，有浅表性胃炎，月经周期有时不规律，睡眠不好，右侧淋巴结节肿大、疼痛。易受凉后患尿路感染，尿痛，舌红、苔薄，脉弦细。诊断：痛经。辨证：肝郁犯胃，脾胃虚寒。治疗以疏肝解郁，健脾化湿为主。方选逍遥丸加减。处方：柴胡 12 g，当归 15 g，白芍 20 g，炒白术 30 g，茯苓 30 g，牡丹皮 12 g，栀子 12 g，香附 15 g，郁金 12 g，佛手 12 g，炮姜 10 g，肉豆蔻 12 g，夏枯草 15 g，山药 15 g，枣仁 30 g，茯神 30 g。14 剂，水煎服，日一剂。早晚分服。

二诊：3 月 7 日月经来潮，本次月经时腹痛较之前减轻，无呕吐，乳房胀痛，睡眠不好，大便已成形，淋巴结肿大消失，尿路感染缓解，舌红、苔薄白，脉弦细。上方去夏枯草、栀子，加川牛膝 30 g、补骨脂 20 g。7 剂，水煎服，日一剂。早晚分服。

三诊：本次月经带经 6 天净，月经量增加，乳房胀痛好转，经后腰酸乏力，睡眠不实、多梦，舌红、苔薄白，脉弦细滑。上方去肉豆蔻、牡丹皮，加桑寄生 15 g，首乌藤 30 g。14 剂，水煎服，日一剂。早晚分服。

四诊：药后腰酸，乏力好转，睡眠改善，近两周尿路感染无反复，晨起偶有关节肿胀，舌红、苔薄白，脉弦，上方去补骨脂，加川芎 12 g。14 剂，水煎服，日一剂。早晚分服。

五诊：月经 4 月 10 日至，月经周期延长 2 天，本次月经来潮时无不适症状，腹痛大减，大便成形，睡眠基本正常，仍有些腰酸，乏力。续服上方 28 剂，药后痛经症状基本消失，大便成形，无其他不适症状，随诊 1 年无复发。

按语：该患者有甲状腺结节、浅表性胃炎和尿路感染，为肝气郁结日久，肝木克脾土，而导致脾气虚弱，运化无力，气机不畅而致卫气不足，无以抗邪外出。故应先疏肝解郁以抑肝木，健脾化湿以升脾土，使肝脾条达，气机升降有序，气血运行通畅，通则不痛，痛经方止。方中柴胡、香附、郁金、佛手疏肝解郁，使肝气条达；当归、白芍，补血养肝，白芍又能养阴缓急以柔肝，当归还能活血以助柴胡疏肝郁；白术、茯苓、山药健脾益气，非但扶土以抑木，且使营血生化有源，以增强当归、白芍养血之功；夏枯草消瘰散结；丹皮、栀子泻火除烦，活血化瘀；茯神、枣仁养血安神；肉豆蔻、炮姜温中散寒，健运脾阳。

三、健脾化湿调肝治疗月经不调

经期不准，或先或后，潮无定时，称"月经先后不定期"，或名"经乱""月经衍期"。病由冲任失调，胞宫蓄溢失常所致，一般认为本病与肝郁、肾虚最为密切。苏凤哲教授认为，月经不调在临床上十分常见，现代女性工作压力大，生活不规律，饮食不节，导致忧思伤脾，脾虚则湿盛，脾气运化水湿的能力减弱，停滞于体内，湿为寒邪，日久导致寒邪凝滞胞宫，肝主血藏血，肝失条达，则气血运行不畅，冲任不调而使月经不规律。

案例：张某某，女，28 岁，未婚，初诊时间 2015 年 10 月 14 日。近 1 年来月经周期不规律，先后无定期，最迟 50 天一次，最短 18 天一次，月经量少，月经颜色淡红，经期腹痛，经期伴有腹泻。经前期伴有乳房胀痛，烦躁易怒，睡眠不实，大便稀溏，不思饮食，腹胀满，周身乏力，记忆力减退，末次月经9月2日，带经4天。舌红、苔白腻，脉弦滑。诊断：月经先后无定期。辨证：脾虚湿盛，肝失条达。治疗：健脾化湿，疏肝调经。方选：逍遥散和参苓白术散加减。处方：柴胡12 g，当归15 g，白芍20 g，炒白术15 g，茯苓30 g，牡丹皮12 g，栀子12 g，香附15 g，郁金12 g，太子参20 g，山药30 g，砂仁12 g，炒薏苡仁20 g，白扁豆15 g，干姜12 g，炙甘草15 g。14剂，水煎服，日一剂，早晚饭后服用。

二诊：药后患者月经于10月22日来潮，本次月经较上次延迟20天，月经量较之前略有增加，腹痛略减，血块增多。大便仍不成形，周身乏力。本次来月经前，乳房胀痛好转，睡眠多梦。舌红、苔白腻，脉弦滑。上方去白扁豆，加生黄芪15 g。14剂，水煎服，日一剂，早晚饭后服用。

三诊：药后患者大便基本成形，周身乏力缓解，睡眠正常，仍有腰酸，带下清稀，饮食改善。舌红、苔白，脉弦滑。上方去栀子、牡丹皮，加补骨脂12 g、炒杜仲30 g。14剂水煎服，日一剂，早晚饭后服用。

四诊：药后患者精神改善，周身酸沉消失，乳房略有胀痛，情绪得以控制，睡眠仍偶有多梦。舌红、苔白，脉弦滑。上方去炒薏苡仁，加川牛膝30 g。14剂，水煎服，日一剂，早晚饭后服用。

五诊：药后患者月经11月28日来潮，较上次延迟6天，月经量略有增多，经血颜色改善，第一天时仍有腹痛、便溏，血块略有减少，带经6天净。余症基本消失。舌红、苔白，脉弦滑。上方去炙甘草，加女贞子12 g。随证加减续服3个月，3个月后月经周期基本正常，无其他不适症状，随访一年无复发。

按语：患者平素急躁易怒，肝失条达，导致肝木克脾土，而致脾气虚弱，运化无力，湿邪停滞体内，日久发为寒邪，凝滞胞宫。治疗上在温化寒湿的同时，还要疏肝健脾。方中柴胡、香附、郁金疏肝解郁，使肝气条达；当归、白芍补血养肝，白芍又能养阴缓急以柔肝，当归还能活血以助柴胡疏肝郁；白术、茯苓、山药健脾益气，非但扶土以抑木，且使营血生化有源，以增强当归、白芍养血之功；栀子、牡丹皮泻火除烦，活血散瘀；太子参归脾经，擅补脾胃之气；炒薏苡仁、白扁豆健脾化湿；砂仁化湿醒脾，行气和胃；干姜温胃散寒，健运脾阳。

四、疏肝理气祛湿治疗更年期综合征

绝经综合征指妇女绝经前后出现性激素波动或减少所致的一系列躯体及精神心理症状。中医古籍中在“脏躁”“心悸”“郁证”“年老血崩”等病证中可见到与本病证候相似的论述。本病的发生与肾的功能失调密切相关，还与心、肝、脾功能紊乱及气血冲任失调有关。苏凤哲教授认为，妇女进入绝经期，肝肾功能减弱，月经不规律，周身乏力，冲脉脉虚，为正常生理过程，但现代大部分妇女因社会环境、精神因素、身体素质等原因，不能及时适应并调节改善这一阶段所出现的不平衡状态，使气血阴阳失和。现代人工作和生活压力较大，易思虑过度而损伤心脾，致使情志不畅，横逆犯脾胃，阻滞气机，使气血运行受阻，五脏失养，不能滋养冲任。脾为后天之源，肾为先天之本，脾虚湿困而导致肾阳不足，而使脾肾阴阳俱虚。

案例：张某某，女，52岁，初诊时间2016年5月26日。近半年来月经不规律，前后无定期，经量忽多忽少。急躁、情绪不稳定，日常有胸闷、叹息，咽喉不利，夜间睡眠不好，白天无精神，悲伤欲哭，潮热汗出，夜间汗出明显，口苦，食欲不好，大便不规律，舌暗红、苔白腻，脉弦滑。诊断：绝经前后诸病。辨证：肝郁脾虚。治疗：健脾化湿，疏肝理气。方选：逍遥散，四君子汤和酸枣仁汤加减。处方：柴胡12 g，炒白术15 g，当归12 g，白芍20 g，茯苓15 g，太子参12 g，枣仁30 g，知母12 g，川芎9 g，炙甘草20 g，地骨皮12 g，大枣15 g，补骨脂20 g，茵陈15 g，栀子12 g，牡丹皮20 g。14剂，水煎服，日一剂，早晚饭后服用。

二诊：药后患者心情好转，悲伤欲哭本周消失，仍有气短，汗出好转，大便不成形，舌红、苔白腻，脉弦滑。上方去牡丹皮，加肉豆蔻12 g。14剂，水煎服，日一剂，早晚饭后服用。

三诊：药后患者诸症好转，自觉神清，周身乏力好转，无悲伤情绪，急躁感可自控，大便基本成形，仍偶有烘热感，舌红、苔薄，脉弦。上方续服28剂。药后诸症好转，无明显不适症状，随访半年无反复。

按语：该患者月经不规律，为天癸将竭，肝肾已虚，情志不畅，肝气不条达，使横逆犯脾，致脾胃气机不利，运化失调，而湿浊内蕴，表现为蒸蒸汗出，口苦口黏，饮食不纳。方选逍遥散、四君子汤和酸枣仁汤加减。方中柴胡、茵陈疏肝解郁使肝气条达；当归、白芍养血柔肝，活血疏肝；白术、茯苓、大枣化湿健脾；太子参补气健脾；枣仁入肝经，养肝血，以安神；川芎入肝经以活血，助柴胡，茵陈调畅气机，疏达肝气；知母、地骨皮滋阴降火；栀子、牡丹皮泻火除烦，活血散瘀；补骨脂补益肝肾以养血；炙甘草与枣仁酸甘合化，养肝阴，缓肝急，调和诸药。

五、疏肝、清湿热、通腑治疗带下

带下一词，有广义和狭义之分。广义带下是泛指女性经、带、胎、产杂诸病而言。狭义带下是专指女性阴道中的分泌物而言。狭义带下又有生理性带下和病理性带下之分。"带下"之名，首见于《素问·骨空论》。正常女子自青春期开始，肾气充盛，脾气健运，任脉通调，带脉健固，阴道内即有少量白色或无色透明无臭的黏性液体，特别是在经期前后、月经中期及妊娠期量增多，以润泽阴户，防御外邪，此为生理性带下。病理性带下即带下病，带下病是指带下量明显增多或减少，色、质、气味发生异常，或伴全身、局部症状者，称为带下病。相当于西医炎性疾病或各种妇科疾病引起的带下异常。带下病是妇科常见疾病之一，流行病学调查发现，育龄妇女的患病率多达三分之一。苏凤哲教授认为带下病多因脾运失健，湿浊内积，兼外感寒湿毒邪，使阳气势微，寒湿浊气下注损伤带脉，蕴久化热，湿热蕴蒸成毒，形成带下。

案例：张某某，女，35岁，初诊时间2016年3月2日。主诉小腹凉，腰酸，白带量多，大便干结2年。患者面色红润，2年来，自觉小腹发凉，腰酸沉，白带量多，月经有血块，经期腹痛，大便干燥，近期睡眠不好，月经后一周有赤白带下，有异味，小腹疼痛，舌红、苔薄黄腻，脉弦细尺细。诊断：带下病。辨证：肝郁气滞，湿热内蕴，腑气不通。治疗：疏肝理气，清湿热通腑止带。方选完带汤和丹栀逍遥丸加减。处方：太子参15g，生白术30g，山药20g，苍术15g，柴胡12g，牡丹皮12g，香附15g，栀子12g，郁金12g，陈皮20g，茯苓30g，木香15g，枳实20g，虎杖15g，川牛膝30g，土大黄15g，当归12g。7剂，水煎服，日一剂，早晚分服。

二诊：药后小腹发凉缓解，腰酸痛缓解，大便已通畅，睡眠改变，白天犯困，仍有少量白带，腰酸，舌红、苔薄，脉弦细。上方去茯苓，加炒白芍12g。7剂，水煎服，日一剂，早晚分服。

三诊：药后小腹凉、白带基本消失，偶有腰酸乏力，白天困倦减少，舌红、苔薄，脉弦细。上方加炒杜仲15g，补骨脂12g。14剂，水煎服，日一剂，早晚分服。药后无不适感，随访半年无复发。

按语：该患者肝气不舒，脾虚不运，带脉不固，湿浊下注而致。仲景所言："见肝之病，知肝传脾，当先实脾。"方中白术、山药补脾祛湿，使脾气健运，湿浊得消。太子参补气健脾，苍术茯苓燥湿健脾。柴胡、郁金疏肝解郁，升举阳气，使湿浊不得下注。木香、陈皮健脾燥湿，长于理气，当归、川牛膝活血以助柴胡疏肝解郁；患者郁而化火故加栀子、牡丹皮泻火除烦，活血散瘀；枳实、虎杖、土大黄清热化湿以通腑。全方在补脾燥湿药的基础上配伍疏肝清热之药，补散并用，使气旺脾健，阳升湿化，而带下得止。